Knöpfel · Hoffm...

**Verhütung:**
**Welche Methode passt zu mir?**

## Die Autoren

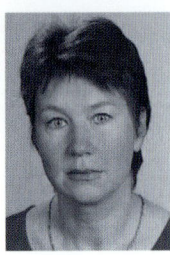

Dipl.-Biol. Silvia Knöpfel, Jahrgang 1959, ist verheira-
tet und hat drei Kinder. Nach dem Studium der Biolo-
gie mit Schwerpunkt Mikrobiologie und forschender
Tätigkeit an der Bundesforschungsanstalt für Ernäh-
rung in Karlsruhe, ist sie seit über 10 Jahren als Medi-
zinjournalistin tätig. Sie hat mehrere Fachbücher und
zahlreiche Beiträge in den verschiedensten Medien
publiziert.

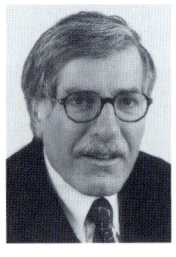

Dr. med. Knut O. K. Hoffmann (* 1942) ist Frauenarzt
und Psychiater. Seit 1984 hat er sich mit einer gynäkologischen Facharztpraxis in Karlsruhe niedergelas-
sen. Er forscht praxisbezogen auf dem Gebiet der
Kontrazeption und hat Zusatzausbildungen in Sexual-
therapie und Sexualmedizin absolviert. Hoffmann ist
Mitglied der Gesellschaft für Sexualforschung, der
Akademie für Sexualmedizin, der Deutschen Gesellschaft für Geschlechtserziehung sowie der Deutschen
Gesellschaft für Sexualpädagogik und bei PRO FAMILIA.

# Vorwort

Frauen, die nach einer für sie passenden Verhütungsmethode suchen, sehen sich heute einer reichhaltigen Palette von Möglichkeiten gegenübergestellt. Dieses Buch soll allen, die sich um das Thema Verhütung Gedanken machen, eine Hilfe sein.

Zunächt gilt es, sich mit den Methoden vertraut zu machen. Welche Verhütungssicherheit ist zu erwarten, oder wann kommt ein Verfahren nicht in Frage? Auch wenn es um die Familienplanung geht, sind doch fast alle Verhütungsmethoden von der Frau anzuwenden, die aber auch „er" verstehen sollte. Im Gespräch werden Sie beide herausfinden, wo Ihre gemeinsamen Wünsche und Vorstellungen liegen. Hilfreich ist es, den „Verhütungsmittel-Test" gemeinsam zu machen.

Vielleicht entdecken Sie erst jetzt, dass eine andere Methode Ihren Bedürfnissen und persönlichen Vorstellungen viel näher liegt. Es kann auch sein, dass Sie dieses „Verhütungsmittel-Suchspiel" einige Male wiederholen, um Ihre Entscheidung anschließend mit dem Arzt Ihres Vertrauens durchzusprechen. Schließlich werden Sie Ihr „ideales Verhütungsmittel" gefunden haben und Ihre persönlichen Erfahrungen damit machen, um dann nach einer Änderung der jetzigen Lebenssituation (Ausbildung, Kinderwunsch, Geburt etc.) diese Entscheidung auch wieder neu zu überdenken.

Wir möchten Ihnen einen Slogan der englischen Familienplanungsgesellschaft mit auf den Weg geben: „If sex makes fun, contraception should be funny as well" (Wenn Sex Spaß macht, dann soll auch Verhütung Freude machen), und freuen uns auf Ihre Zuschriften und Anregungen.

An dieser Stelle möchten wir nicht versäumen, Frau Spieldiener vom Trias-Verlag für Ihre Anregungen und Herrn Martin Kessel für die kritische Durchsicht des Textes und die Auswahl der Illustrationen zu danken, schließlich auch für die Nachsicht und Geduld unserer Familien während der Entstehung des Buches.

Silvia Knöpfel und Dr. Knut O. K. Hoffmann

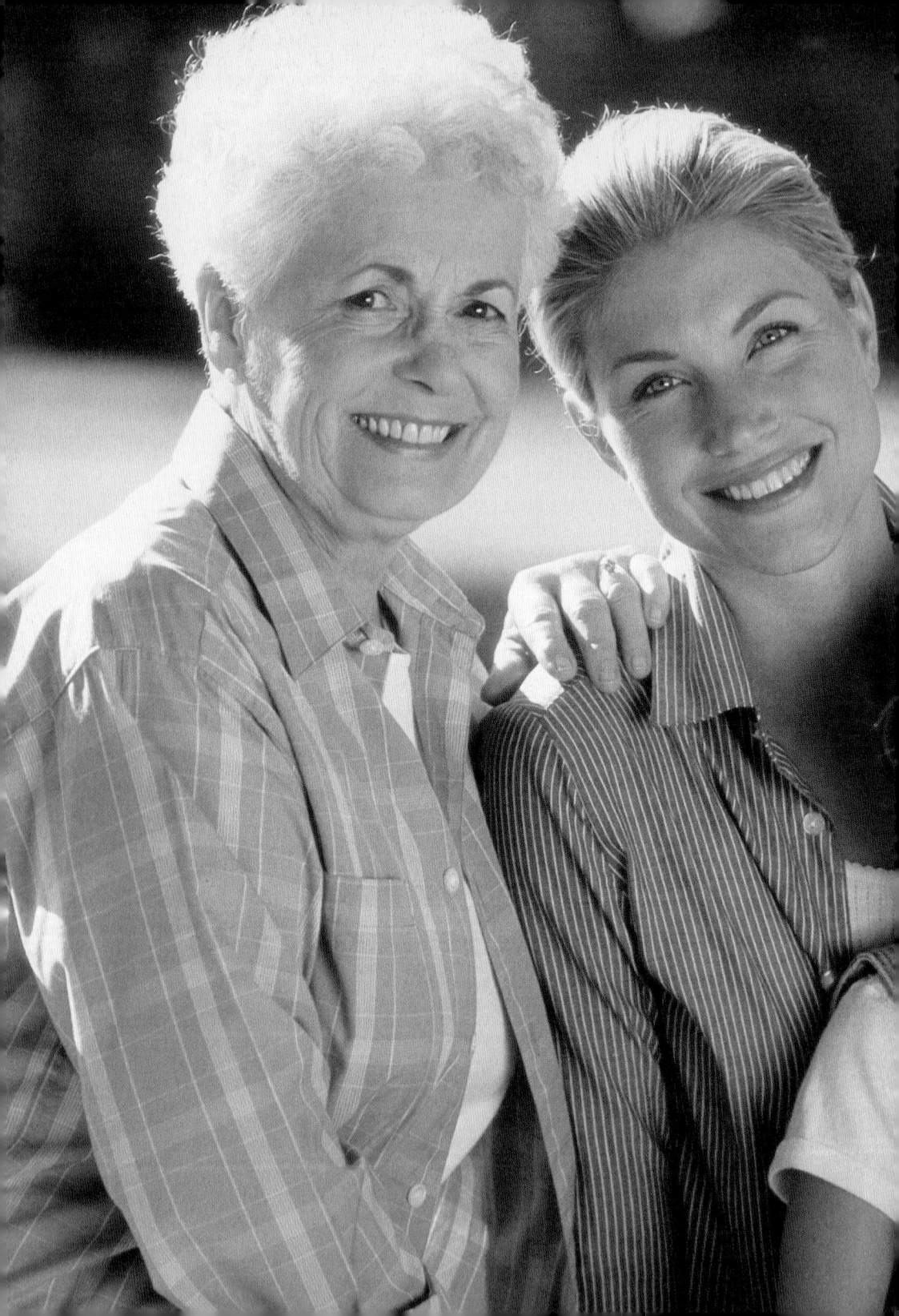

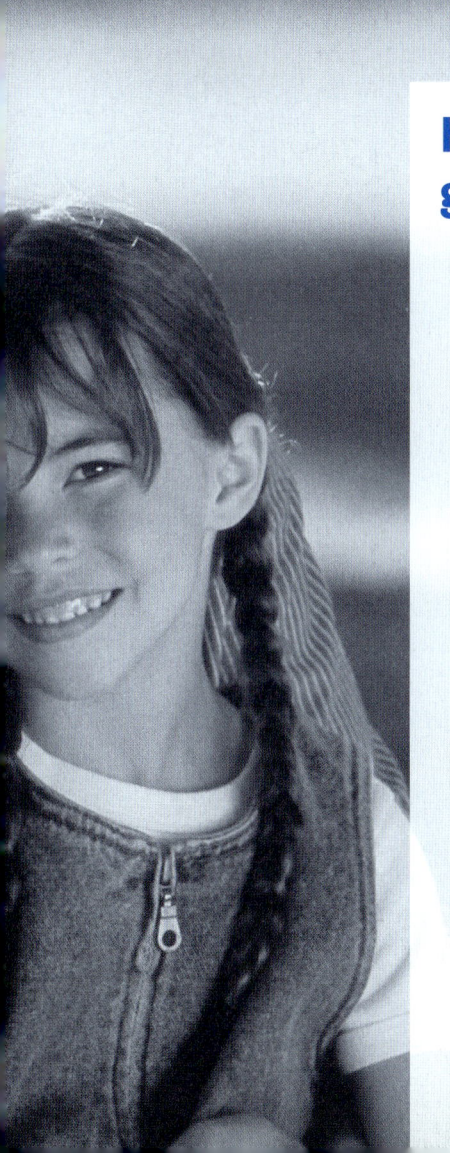

# Körperzeichen – Perfekt geregelt und verschaltet

Ein gezieltes Zusammen-
wirken mehrerer Hormo-
ne ist notwendig, damit
das Mädchen zur Frau wird
und damit diese dann auch
jeden Monat die potenziel-
le Chance erhält, schwan-
ger zu werden.

Die Natur schöpft im Dienste der Arterhaltung aus dem Vollen, um genügend Nachkommen einer Spezies zu sichern. So stattet sie Frauen beispielsweise mit einem übergroßen Vorrat an Eizellen aus. Ein neugeborenes Mädchen trägt in seinen Eierstöcken sechs bis sieben Millionen unreife Eizellen. Die Zahl der Eizellen nimmt von Geburt an kontinuierlich ab, aber noch bei Eintritt der Geschlechtsreife enthält jeder der beiden Eierstöcke ungefähr 200 000 winzige Eibläschen, die jeweils eine unreife Eizelle enthalten. Von diesem großen Vorrat werden nur etwa 500 Eizellen bis zum Eisprung heranreifen, der Rest wird abgebaut.

In Mitteleuropa haben die meisten Mädchen zwischen dem 12. und 14. Lebensjahr ihre erste Menstruationsblutung, von Medizinern als Menarche bezeichnet. Von nun an bis zur letzten Menstruation, der Menopause, bereitet sich der Körper jeden Monat auf eine Schwangerschaft vor: Etwa 500-mal im Leben jeder Frau, wenn sie nicht zwischendurch schwanger wird.

Die Koordination aller Abläufe während des weiblichen Zyklus wird von Hormonen gesteuert. Hormone sind untereinander, aber auch mit der Umwelt und der Psyche vernetzt. Von den Hormonen, die an der Steuerung des weiblichen Zyklus beteiligt sind, werden wir an dieser Stelle der Übersichtlichkeit halber nur die wichtigsten erwähnen.

## Zyklische Veränderungen am weiblichen Organismus

Als weiblichen Zyklus bezeichnet man die Zeit vom ersten Tag einer Menstruationsblutung bis zur nächsten Blutung 28 bis 32 Tage später. In dieser Zeit durchlaufen vor allem die Eierstöcke und die Gebärmutter zyklische, wiederkehrende Veränderungen (ovarieller bzw. endometrialer Zyklus), aber auch Eileiter, Gebärmutterhals und Brüste verändern sich im Laufe des Zyklus in typischer Weise. Natürlich haben die Hormone auch einen Einfluss auf das vegetative Nervensystem, das Funktionen wie Herz/Kreislauf, Verdauung und Atmung regelt, und auf die Psyche. Welche Frau könnte nicht ein Lied davon singen.

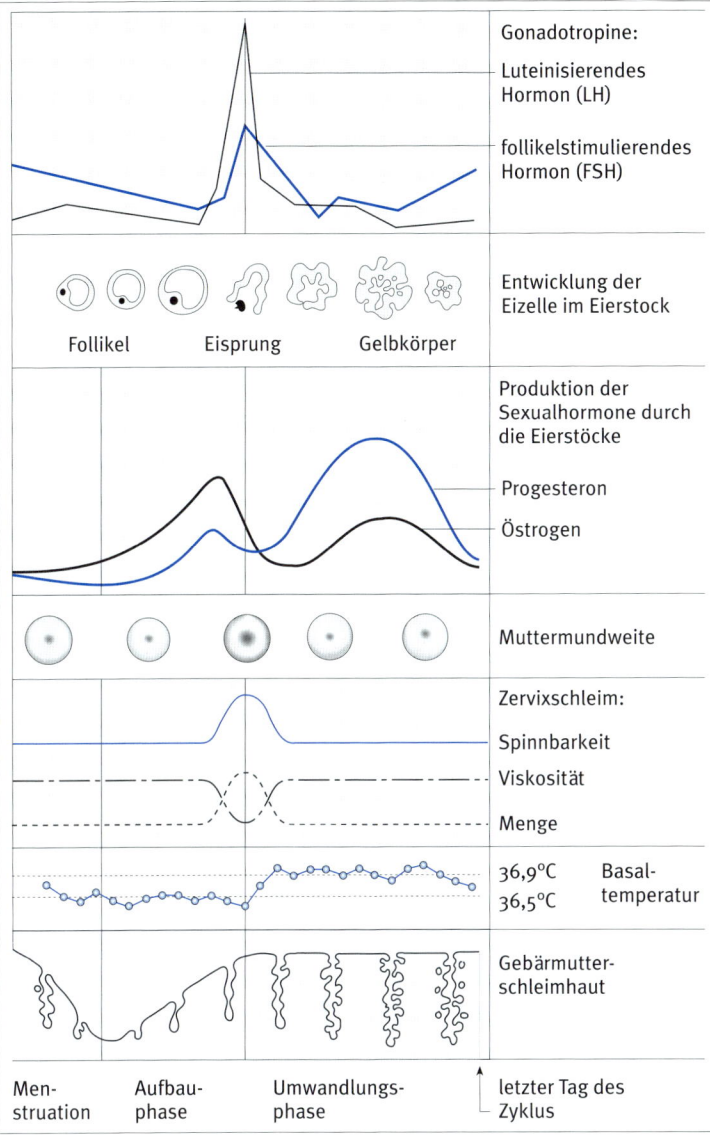

Gonadotropine:

Luteinisierendes
Hormon (LH)

follikelstimulierendes
Hormon (FSH)

Entwicklung der
Eizelle im Eierstock

Follikel    Eisprung    Gelbkörper

Produktion der
Sexualhormone durch
die Eierstöcke

Progesteron

Östrogen

Muttermundweite

Zervixschleim:

Spinnbarkeit

Viskosität

Menge

36,9°C      Basal-
36,5°C      temperatur

Gebärmutter-
schleimhaut

Men-        Aufbau-      Umwandlungs-        letzter Tag des
struation   phase        phase               Zyklus

Die wichtigsten Abläufe
während des Monatszy-
klus einer Frau, wenn
keine Befruchtung statt-
findet.

## Der hormonelle Regelkreis

Warum der weibliche Zyklus in vierwöchigem Rhythmus abläuft ist nicht bekannt. Wir wissen jedoch, dass eine Zentrale im Gehirn, der Hypothalamus, als Zeitgeber fungiert. Von hier wird ein Freisetzungshormon (Gonadotropin-Releasing-Hormon, abgekürzt GnRH) ausgesendet, das eine zweite Schaltstation im Gehirn stimuliert, die Hirnanhangdrüse oder Hypophyse. Die Hypophyse bildet daraufhin zwei Hormone, das Follikel stimulierende Hormon (abgekürzt FSH) und das luteinisierende Hormon (LH), die auf die dritte Schaltstelle in diesem ausgeklügelten Regelkreis wirken, auf die Eierstöcke.

FSH stimuliert den Reifungsprozess eines Follikels. Während dieser zur Oberfläche des Eierstocks wandert, wird seine Wand immer dicker und aus dem unreifen Primärfollikel wird schließlich der reife Graaf-Follikel. Im flüssigkeitsgefüllten Hohlraum des Follikels befindet sich die Eizelle. Durch das Zusammenspiel von FSH und LH wird die Produktion des Geschlechtshormons Östrogen im Follikel angekurbelt. Östrogen bewirkt ein starkes Wachstum der Gebärmutterschleimhaut. Das Nest für ein befruchtetes Ei wird gebildet.

Bei ausreichender Größe des sprungreifen Follikels löst ein kurzfristiger steiler Anstieg des LH den Eisprung aus. Der Rest des geplatzten Follikels lagert unter dem Einfluss von LH ein gelbes Pigment ein – deshalb auch Gelbkörper (Corpus luteum) genannt. Im Gelbkörper wird das Gelbkörperhormon Gestagen gebildet. Auch Gestagen wirkt auf die Gebärmutterschleimhaut, außerdem verändert es den Schleim im Gebärmutterhals.

Sobald ein ausreichend hoher Spiegel an Östrogen und Gestagen erreicht wird, hemmen die beiden Hormone den Hypothalamus und der Regelkreis wird unterbrochen.

Der Gelbkörper verkümmert, wenn die Bildung von FSH und LH reduziert wird, wodurch auch der Östrogen- und Gestagenspiegel abfällt. Die Gebärmutterschleimhaut wird zurückgebildet und schließlich während der Menstruation abgestoßen. Der Regelmechanismus springt wieder an, wenn Östrogen- und Gestagenspiegel einen gewissen Wert unterschreiten.

**Prinzip Temperaturmethode:**
Gestagen bewirkt einen Anstieg der Körpertemperatur. Sie steigt beim Eisprung messbar an und bleibt bis zur Menstruation erhöht.

**Prinzip symptothermale Methode:**
Um die Zeit des Eisprungs wird der Schleim durchlässig und spinnbar.

**Prinzip Minipille oder Intrauterinsystem:**
Gestagen macht den Schleim im Gebärmutterhals zäh und undurchdringlich für Samenfäden.

**Prinzip Pille:**
Östrogen/Gestagen-Präparate verhindern den Eisprung.

Anders bei einer Schwangerschaft: wenn das Ei befruchtet wurde, wächst der Gelbkörper noch eine Zeit lang weiter und das in ihm gebildete Gestagen stabilisiert die Schwangerschaft.

## Achterbahn der Gefühle

Geschlechtshormone überschwemmen den weiblichen Körper wogenartig in Zyklen von etwa 28 Tagen. Da die Hormone nicht nur die körperlichen Vorgänge beeinflussen, sondern auch das psychische Gleichgewicht, ist es für viele Frauen nicht leicht mit diesem hormonellen Auf und Ab umzugehen. Während der ersten 21 Tage des Zyklus erzeugen Östrogene bei Frauen, die noch nicht in die Menopause eingetreten sind, ein Gefühl des Wohlbefindens und der Zufriedenheit und eine positive Lebenseinstellung. Der Appetit auf Sex nimmt in diesem Zeitraum stetig zu, die Psyche unterstützt den Körper genau dann, wenn alles für die Empfängnis eines Kindes vorbereitet ist.

Zirka 21 bis 28 Tage nach der Menstruation sinkt der Östrogenspiegel abrupt ab. Es werden schwere Entzugserscheinungen ausgelöst, die man als prämenstruelles Syndrom (abgekürzt PMS) bezeichnet. Viele Frauen fallen geradezu in ein schwarzes Loch, sie sind niedergeschlagen, traurig und depressiv. Eine von 25 Frauen macht durch die Hormonschwankungen eine regelrechte Persönlichkeitsveränderung durch.

*Legen Sie wichtige Termine lieber an den Anfang ihres Zyklus. Unter dem Einfluss von Östrogen sind Sie belastbarer und ihr Denkvermögen ist geschärft.*

PMS wurde erst in der Neuzeit zum Problem: Seit Anbeginn der Menschheit waren die meisten Frauen den größten Teil ihres fruchtbaren Lebens schwanger, was bedeutete, dass sie nur 10- bis 20-mal in ihrem Leben mit Menstruationsproblemen zu kämpfen hatte. Anders die Frau von heute. Wenn überhaupt, bekommt sie im Schnitt 2,4 Kinder. Das bedeutet, sie wird während ihrer fruchtbaren Jahre 350- bis 400-mal an PMS leiden. Bei einer kinderlosen Frau erhöht sich die Zahl sogar auf 500.

Für Frauen, die sehr stark unter PMS leiden, lohnt der Versuch, eine östrogenbetonte Pille durchgehend, das heißt ohne pillenfreies Intervall, einzunehmen. Die Stimmungsschwankungen durch den Östrogenentzug bleiben ihr dadurch erspart, und sie ist nicht weiterhin Opfer ihres hormonellen Karussells.

13

# Die richtige Verhütung für mich

Es gibt viele Gründe, die Verhütungsmethode zu wechseln. Und immer stellt sich dann die gravierende Frage: „Welche Methode passt zu mir?" Mit dem folgenden Test möchten wir Ihnen eine Entscheidungshilfe geben. Die Fragen sollen Sie zum Nachdenken anregen, die Antworten könnten Ihnen mehr Klarheit über Ihre Wünsche an Sexualität und Verhütung geben.

Der Test kann keinesfalls die individuelle Beratung beim Arzt ersetzen, aber sein Ergebnis könnte die Grundlage zu einem Beratungsgespräch sein.

## So funktioniert es:

Der Test besteht aus zwei Teilen. Die Fragen im ersten Teil sollen Sie zu einer Vorentscheidung hinführen. Sind Sie beispielsweise eher der Typ für die modernen Hightech-Methoden oder entsprechen natürliche Familienplanung oder Barrieremethoden Ihren ganz individuellen Bedürfnissen?

Machen Sie bitte bei jeder Frage, die Sie mit „Ja" beantworten, ein Kreuzchen in die weißen Kästchen. Die Spalte, in der Sie die meisten Kreuzchen haben, gibt die Verhütungsart an, die in Ihrer jetzigen Lebenssituation am besten zu Ihnen passt.

Im zweiten Teil wird innerhalb der Verhütungsart differenziert. Hier erfahren Sie also, wenn Hormone, welche Möglichkeiten für Sie geeignet wären, oder wenn Spirale, welche die Beste für Sie ist. Kreuzen Sie wieder für jede mit „Ja" beantwortete Frage die weißen Kästchen an. Die Spalte mit den meisten Kreuzchen gibt „Ihre Verhütungsmethode" an.

Sollten Sie die Auswertung Ihrer Ergebnisse zu einer Verhütungsmethode hinführen, die Sie nicht mögen, dann lesen Sie bei der Methode mit der zweithöchsten Punktezahl nach. Wahrscheinlich werden Sie mit dieser dann zufriedener sein.

## Teil 1: Grundsätzliche Vorauswahl

| | | A | B | C | D | E |
|---|---|---|---|---|---|---|
| 1 | Wie alt sind Sie? unter 20 | | | | | |
| | 20-40 Jahre | | | | | |
| | 40-45 Jahre | | | | | |
| | > 45 Jahre | | | | | |
| 2 | Momentan gehen Sie in ihrem Beruf auf. Ein Kind würde Ihr Lebenskonzept stören. | | | | | |
| 3 | Die Familie steht an erster Stelle, aber weitere Kinder würden Sie überfordern. | | | | | |
| 4 | Sie könnten sich vorstellen schwanger zu werden – aber nicht so bald. | | | | | |
| 5 | Für eine (weitere) Schwangerschaft fühlen Sie sich zu alt. | | | | | |
| 6 | Sie lieben Ihr ungebundenes Leben. Auch in Ihrem Sexualleben legen Sie sich (noch) nicht auf einen Partner fest. | | | | | |
| 7 | Sie leben in einer festen Partnerschaft. | | | | | |
| 8 | Mit Ihrem Partner können Sie über alles reden. Auch bei der Verhütung übernimmt er Verantwortung. | | | | | |
| 9 | Sie leben gesundheitsbewußt, Hormone zur Verhütung lehnen Sie ab. | | | | | |
| 10 | Sie sind ziemlich schmerzempfindlich. Schon eine einfache Blutentnahme beim Arzt ist der Horror. | | | | | |
| 11 | Sie fühlen sich sehr weiblich. Sich mit Ihrer Sexualität auseinanderzusetzen, dafür opfern Sie auch etwas Zeit. | | | | | |
| 12 | Sie haben keine Lust, wegen Ihrer Verhütung regelmäßig zum Arzt zu gehen. | | | | | |
| 13 | Ihr Zyklus ist ziemlich unregelmäßig. | | | | | |
| 14 | Sie möchten etwas gegen Ihre starke und schmerzhafte Menstruation tun. | | | | | |
| 15 | Sie leiden unter Herz- und Kreislaufbeschwerden. | | | | | |
| 16 | Sie möchten nur verhüten, wenn Sie Sex haben. | | | | | |
| 17 | Sie würden in der Verhütung gerne mal was Neues ausprobieren. | | | | | |
| | Punktzahl | | | | | |

15

## ➡ A   Hormonelle Verhütungsmethoden

Sie möchten in der näheren Zukunft auf keinen Fall schwanger werden. Eine hohe Verhütungssicherheit steht bei Ihren Wünschen an „Ihr" Verhütungsmittel daher mit an erster Stelle. Trotzdem soll die Familienplanung unkompliziert in Ihren Alltag integriert sein, allzu viel Zeit können und möchten Sie nicht damit verbringen.

Ob die konventionelle Pille oder moderne Langzeitverhütung „Ihre" Methode ist, erfahren Sie im zweiten Teil des Tests.

Zu Ihrem jetzigen Lebensstil passen hormonelle Verhütungsmethoden offenbar am besten. Regelmäßige Kontrolluntersuchungen bei Ihrem Gynäkologen nutzen Sie gleichzeitig zum Gesundheitscheck und zur Krebsvorsorge. Falls Sie unter Menstruationsschmerzen leiden oder Probleme mit fettiger, unreiner Haut haben, können Sie auch in dieser Hinsicht von hormonellen Verhütungsmethoden profitieren. Raucherinnen, die über 35 Jahre alt sind, sollten nicht hormonell verhüten. Ob andere gesundheitliche Risiken gegen Hormone sprechen, klärt eine Untersuchung bei Ihrem Frauenarzt.

## ➡ B   Natürliche Familienplanung

Sie sind ganz Frau und fühlen sich in Ihrem Körper so richtig wohl. Sie gehen sehr aufmerksam mit sich und Ihrem Körper um, Ihre Sexualität geht nur Sie und Ihren Partner etwas an und Sie übernehmen auch die volle Verantwortung dafür. Schwanger zu werden wäre keine Katastrophe für Sie. Für Sie ist die natürliche Familienplanung am besten geeignet. Diese Methode erfüllt Ihr Bedürfnis nach Unabhängigkeit von einem Arzt und kommt auch Ihrem achtsamen, gesundheitsbewussten Wesen entgegen.

Welche Methode der natürlichen Familienplanung sich für Sie eignet, erfahren Sie im zweiten Teil des Tests.

## ➡ C   Barrieremethoden

Verhütung ist kein Dauerzustand für Sie. Sie möchten nur verhüten, wenn es auch wirklich nötig ist, und für Sie gehört es zur Sexualität, dass auch der Partner Verantwortung übernimmt.

16

Barrieremethoden sind genau das richtige für Sie. Sie bringen die nötige Disziplin dafür auf, sie auch wirklich anzuwenden, wenn Sie Sex haben wollen. Wenn Sie mit natürlichen Methoden verhüten, sind Barrieremethoden die ideale Ergänzung an den „gefährlichen" Tagen. Die relativ geringe Sicherheit von Barrieremethoden ist für sie kein Hinderungsgrund, denn ein Baby wäre für Sie auch kein Problem.

Ob Diaphragma, Portiokappe oder Kondom für Sie am geeignetsten sind, zeigt Ihnen der zweite Teil des Tests.

## Spiralen

**D** ←

Sie gehen gern auf Nummer sicher, sind jedoch auch Neuerungen in Ihrem Leben gegenüber aufgeschlossen. Sie haben gern alles unter Kontrolle, auch bei der Familienplanung. Kinder kommen für Sie in den nächsten Jahren nicht in Frage. Eine Kupfer- oder Hormonspirale würde Ihr Sicherheitsbedürfnis befriedigen. Diese beiden Methoden vereinigen eine hohe Verhütungssicherheit mit einer geringen Belastung für den Körper.

Testen Sie in Teil 2, welche der beiden Spiralen-Arten für Sie am geeignetsten ist.

## Sterilisation

**E** ←

Wenn Sie sich mal zu etwas entschlossen haben, machen Sie gern Nägel mit Köpfen. Einmal gefasste Entschlüsse nehmen Sie auch nicht wieder zurück oder bedauern sie. So auch in der Familienplanung. Sie sind sich sicher, dass Sie kein Kind mehr haben wollen, deshalb möchten Sie das Thema Verhütung ein für allemal abhaken. Eine Sterilisation wäre die konsequente Lösung für Sie.

Ob Sie sich selbst sterilisieren lassen, Ihren Partner davon überzeugen, den Eingriff bei sich vornehmen zu lassen oder ob doch eine der ebenso sicheren Langzeitverhütungsmethoden die bessere Alternative für Sie wäre, klärt der zweite Teil des Tests.

## Teil 2: Hormonelle Verhütung

| | A | B | C | D | E |
|---|---|---|---|---|---|
| 1  Sie rauchen und sind über 35 Jahre alt. | | | | | |
| 2  Sie kämpfen ständig um Ihr „Idealgewicht". | | | | | |
| 3  Sie möchten keine Pille mehr schlucken, haben aber nichts gegen hormonelle Verhütung. | | | | | |
| 4  Sie haben eine der folgenden Erkrankungen: | | | | | |
| Bluthochdruck | | | | | |
| Diabetes | | | | | |
| 5  Sie haben ein Baby und stillen. | | | | | |
| 6  Bei Ihnen wird oft die Nacht zum Tag (Schichtarbeit, kleine Kinder o.ä.). | | | | | |
| 7  Sie verreisen oft in ferne Länder. | | | | | |
| 8  Sie haben im Moment viel um die Ohren, um Verhütung wollen Sie sich nicht auch noch k´ümmern. | | | | | |
| 9  Auf Stress und Veränderungen reagiert Ihre Haut mit Pickeln und Unreinheiten. | | | | | |
| Punktzahl | | | | | |

### Auswertung Teil 2: Hormonelle Verhütung

### ➡ A   Die Pille

Ob eine Östrogen-Gestagen-Kombinationspille für Sie in Frage kommt, können Sie im Kapitel über hormonelle Verhütungsmethoden nachlesen. Ihr Frauenarzt wird Sie vor der Verordnung einer Pille gründlich durchchecken.

Sie sind eher ein konservativer Typ oder vertrauen einfach lieber auf Bewährtes. Experimente gehen Sie nicht gerne ein und Risiken möchten Sie so gering wie möglich halten. Auch bei einer sicheren Empfängnisverhütung verfolgen Sie Ihre konsequente Haltung. Für Sie ist die Pille genau richtig. Eine Kombinationspille kann noch mehr bieten als eine sichere Verhütung: eine schmerzhafte und starke Menstruation reguliert sich meist und es gibt sogar Präparate, die gegen fettige und unreine Haut wirken. Für Frauen, die stark unter einem Leistungs- und Stimmungstief vor den Tagen (PMS) leiden, besteht die Möglichkeit der so genannten Langzyklusmethode. Dabei wird die Kombi-

## Auswertung Teil 2: Hormonelle Verhütung

nationspille für eine gewisse Zeit durchgehend, also ohne Pause, genommen – Entzugsblutung und PMS bleiben aus.

## Minipille                                                                    B ←

Sie sind ein sehr zuverlässiger und disziplinierter Mensch, leben am liebsten in einer festen Partnerschaft und haben einen regelmäßigen Tagesablauf. Eigentlich möchten Sie mit der Pille verhüten, aber Ihr Arzt hat Ihnen aus medizinischen Gründen von Östrogenen abgeraten. Wahrscheinlich können Sie jedoch mit der Minipille verhüten. Diese enthält nur ein Gestagen und darf meistens auch eingenommen werden, wenn Risikofaktoren keine Kombinationspille erlauben. Sogar wenn Sie zur Zeit stillen, dürfen Sie mit der Minipille verhüten. Die herkömmliche Minipille muss täglich zur gleichen Zeit eingenommen werden, was für einen pünktlichen Menschen wie Sie aber kein Problem darstellen dürfte. Eine Ausnahme bildet die neue Minipille Cerazette, die größere Zeitabweichungen erlaubt.

Frauen, die zu Krampfadern neigen oder Herz-Kreislaufbeschwerden haben, dürfen nicht mit der Minipille verhüten. Besonders in den ersten Einnahmemonaten kann der Körper auf das Gestagen mit Zwischenblutungen reagieren. Bei manchen Frauen bleibt die Blutung auch ganz aus.

## Drei-Monatsspritze                                                           C ←

Ihr Leben verläuft zur Zeit turbulent. Sie kommen kaum dazu, sich um Ihre eigenen Bedürfnisse zu kümmern. Eine sichere Verhütung ist für Sie sehr wichtig, denn Sie möchten keine Kinder (mehr). Die Drei-Monatsspritze wäre eine Verhütungsmöglichkeit für Sie. Sie enthält wie die Minipille nur Gestagen, hat aber den Vorteil, dass Sie nicht täglich an die pünktliche Einnahme denken müssen. Das Hormon wird anfänglich alle 2 Monate und später alle 3 Monate in den Muskel von Po oder Oberarm gespritzt und bildet dort ein Depot, aus dem das Gestagen kontinuierlich abgegeben wird. Sollten allerdings Nebenwirkungen

Alle Gegenanzeigen der Minipille treffen auch auf die Drei-Monatsspritze zu. Es gibt auch andere sichere Langzeitverhütungsmethoden – Hormonimplantat, Spiralen. Lesen Sie unter „Hormonelle Verhütung" über die Vor- und Nachteile der Drei-Monatsspritze.

auftreten oder Sie sich doch noch entscheiden, nicht mehr zu verhüten, kann die Hormonwirkung jedoch nicht abgebrochen werden.

### ➡ D Ein-Monatsspritze

Sie sind eigentlich ein „Pillentyp", aber manchmal fällt es Ihnen schwer, täglich an deren Einnahme zu denken. Für Sie kommt demnächst ein praktisches Verhütungsmittel auf den deutschen Markt, das sogar noch sicherer als eine normale Kombinationspille wirkt: die „injectable pill".

Die Ein-Monatsspritze ist eine Kombinationspille zum Spritzen. Sie enthält ein Gestagen und als erstes Verhütungsmittel ein natürliches Östrogen (Estradiol-Cypionat), das besonders gut wirksam und verträglich ist. Die Ein-Monatsspritze ist in den USA bereits zugelassen und wird in Deutschland den Namen Luna führen.

### ➡ E Hormonimplantat (Implanon)

Interessiert Sie diese Verhütungsmethode, dann können Sie austesten wie Ihr Körper auf Implanon reagieren wird: Verhüten Sie einige Monate lang mit der Minipille Cerazette, sie enthält das gleiche Gestagen (Etonogestrel). Lesen Sie alles Weitere im Kapitel über hormonelle Verhütung.

Sie sind eine moderne Frau und stehen mit beiden Beinen fest im Leben. Ihre Lebensplanung sieht in den nächsten Jahren kein Kind vor, Ihre Verhütungsmethode sollte deshalb die größtmögliche Sicherheit bieten. An modernen Entwicklungen sind Sie interessiert, und die modernen Hightech-Methoden in der Medizin finden Sie faszinierend. Das Hormonimplantat Implanon wäre eine geeignete Verhütungsmethode für Sie. Das streichholzgroße Stäbchen wird bei einem kleinen Eingriff unter die Haut an der Innenseite des Oberarmes eingepflanzt und gibt 3 Jahre lang Gestagen ab. Wie bei allen Gestagenpräparaten kann es in den ersten Anwendungsmonaten verstärkt zu Zwischenblutungen kommen. Bei einem Viertel der Frauen, die mit Implanon verhüten, bleibt die Menstruation im Laufe der Anwendung schließlich ganz aus. Wer dazu neigt, kann aufgrund des Gestagens verstärkt Akne bekommen. Sie dürfen auch mit Implanon verhüten, wenn Sie stillen.

## Teil 2: Spirale

| | | A | B | | | |
|---|---|---|---|---|---|---|
| 1 | Sie haben schon ein oder mehrere Kinder. | | | | | |
| 2 | Ihr Zyklus ist unregelmäßig. | | | | | |
| 3 | Ihre Menstruation ist stark und schmerzhaft. | | | | | |
| 4 | Sie leiden unter Thrombosen. | | | | | |
| 5 | Sie hatten bisher keine Entzündungen der inneren Geschlechtsorgane. | | | | | |
| 6 | Sie lieben die Abwechslung auch beim Sex und haben keinen festen Partner. | | | | | |
| 7 | Sie lehnen Hormone ab. | | | | | |
| | Punktzahl | | | | | |

## Auswertung Teil 2: Spirale

## Kupferspirale

 **A ◀**

Sie sind ein praktischer und unkomplizierter Mensch, gesundheitsbewusst, aber nicht wegen jeder Kleinigkeit wehleidig. Bei der Familienplanung kommt es Ihnen in erster Linie darauf an, dass Ihre Methode unkompliziert und sicher ist – allerdings lehnen Sie Hormone grundsätzlich ab. „Ihre" Verhütungsmethode ist wahrscheinlich die Kupferspirale. Einmal eingelegt, brauchen Sie sich für drei bis fünf Jahre nicht mehr um Verhütung kümmern.

Kupferspirale – Hormonspirale: Die beiden Methoden sind im Kapitel „Spiralen" gegenübergestellt.

Frauen, die eine starke Menstruation haben, sollten darüber nachdenken, vielleicht als Alternative doch die Hormonspirale zu nehmen, denn die Kupferspirale kann die Blutung verstärken.

## Intrauterinsystem Mirena

 **B ◀**

Sie sind immer auf dem neuesten Stand und probieren gerne Neues aus. Ihr Leben ist so ausgefüllt, dass in den nächsten Jah-

## Auswertung Teil 2: Spirale

Lesen Sie über den genauen Wirkmechanismus der Mirena im Kapitel „Spiralen".

ren kein Platz für (weitere) Kinder ist. Obwohl Sie eine möglichst sichere Verhütung möchten, wollen Sie nicht täglich darüber nachdenken. Für Sie wäre die Hormonspirale Mirena optimal. Die Spirale gibt 5 Jahre lang geringe Mengen Gestagen (Levonorgestrel) ab und verhütet so sicher wie eine Sterilisation. Das Hormon wirkt nur dort, wo es gebraucht wird, in der Gebärmutter und im Muttermund – der restliche Körper bleibt nahezu unbeeinflusst. Deshalb dürfen Sie selbst während der Stillzeit mit dem Intrauterinsystem verhüten. Positiver Nebeneffekt: nach einer Anpassungszeit, in der Zwischenblutungen vorkommen können, wird bei den meisten Frauen die Menstruation wesentlich schwächer oder bleibt sogar aus.

## Teil 2: Barrieremethoden

| | | A | B | C | D | |
|---|---|---|---|---|---|---|
| 1 | In puncto Verhütung verlassen Sie sich lieber auf sich selbst. | | | | | |
| 2 | Sie wollen sich nicht nur vor einer Schwangerschaft sondern auch vor Infektionen schützen. | | | | | |
| 3. | Sie mögen keine chemischen Verhütungsmittel (Spermizide). | | | | | |
| 4. | Sie haben eine Wochenendbeziehung und möchten dann ganz spontan sein. | | | | | |
| | Punktzahl | | | | | |

## Auswertung Teil 2: Barrieremethoden

## Diaphragma/Portiokappe                          A ←

Sie sind selbstbewusst und spontan, mit Ihrem Körper gehen Sie sehr sorgsam um. Deshalb möchten Sie auch nur dann verhüten, wenn es wirklich notwendig ist. Hormone oder Spirale lehnen Sie ab oder können sie aus gesundheitlichen Gründen nicht verwenden. Sie sollten mit einem Diaphragma oder einer Portiokappe (kombiniert mit einem Spermizid) verhüten. Diese Verhütungsmittel werden individuell von einem Frauenarzt oder in einer Beratungsstelle angepasst und sie stellen auch die ideale Ergänzung zur NFP dar.

Alles Wissenswerte über Diaphragma und Portiokappe lesen Sie im Kapitel „Barrieremethoden".

## Lea Contraceptivum                              B ←

Sie möchten eigentlich auch nur „bei Bedarf" verhüten, wenn Ihr Partner aber schon mal ein ganzes Wochenende für Sie Zeit hat, möchten Sie das auch ganz unbeschwert genießen. Für Sie wäre das Lea Contraceptivum ideal, denn es kann ein ganzes Wochenende in der Scheide verbleiben und es verhütet (in Kombination mit Spermiziden) etwa so sicher wie Diaphragma und Portiokappe. Obwohl Lea nicht vom Arzt angepasst werden muss (Einheitsgröße), sollten Sie sich ganz genau in die Handhabung einweisen lassen (z. B. bei einer Pro Familia Beratungsstelle).

Wie ein Lea Contraceptivum aussieht und wie man es anwendet, lesen Sie im Kapitel „Barrieremethoden".

## ➡ C  Femidom

Selbstbewusstsein und Unabhängigkeit gehören zu Ihren hervorstechendsten Charaktereigenschaften. Sie verlassen sich nicht gern auf andere und tragen selbst für Ihr Leben (und Ihre Verhütung) die Verantwortung. Da Sie sich bei der Wahl Ihrer Sexualpartner gern spontan entschließen, brauchen Sie nicht nur Schutz gegen eine unerwünschte Schwangerschaft, sondern auch gegen Infektionen. Für Sie gibt es das Frauenkondom Femidom. Damit sind Sie unabhängig von der Bereitschaft Ihres Partners ein Kondom zu benutzen und können den Sex spontan genießen. Die Sicherheit des Femidom nimmt mit der Anwendungsroutine zu.

## ➡ D  Kondom

Sie möchten nicht nur Empfängnisverhütung, sondern auch einen Schutz vor Infektionen wie Aids. Das Frauenkondom finden Sie noch zu ungewohnt, außerdem sind Sie der Meinung, dass auch Ihr Partner Verantwortung übernehmen sollte. Das Kondom sollte zu Ihrer „Standardausstattung" gehören, damit Sie für alle Fälle gerüstet sind.

## Teil 2: Natürliche Familienplanung

| | | A | B | C | D | |
|---|---|---|---|---|---|---|
| 1 | Schwanger zu werden, wäre für Sie keine Katastrophe. | | | | | |
| 2 | Sie möchten natürlich verhüten, aber so sicher wie möglich. | | | | | |
| 3. | Sie beschäftigen sich gerne mit Ihrem Körper, aber jeden Morgen die Temperatur messen, das nervt. | | | | | |
| 4 | Sie möchten natürlich verhüten, haben aber keine Lust Kurvenblätter auszufüllen. | | | | | |
| | Punktzahl | | | | | |

### Auswertung Teil 2: Natürliche Familienplanung

# Temperaturmethode

**A ←**

Für Sie ist Sexualität die natürlichste Sache der Welt und so soll auch Ihre Verhütung sein. Chemie oder Fremdkörper in Ihrer Gebärmutter kommen für Sie in nicht in Frage, dafür sind Sie bereit, etwas Zeit zu investieren und an manchen Tagen auf Sex zu verzichten. Wenn Sie doch schwanger würden, wäre das auch keine Katastrophe. Mit der Temperaturmethode werden Sie sich wahrscheinlich am wohlsten fühlen. Bei korrekter Anwendung und Auswertung bietet sie eine hohe Sicherheit und regt zum Austausch über Sexualität und Verhütung mit Ihrem Partner an. Die praktische Anwendung aller Methoden der natürlichen Familienplanung sollten Sie in einer Beratungsstelle (z. B. bei Pro Familia oder bei der Arbeitsgruppe NFP) erlernen.

Den theoretischen Hintergrund zur Temperaturmethode können Sie im Kapitel „Methoden der natürlichen Empfängnisverhütung" nachlesen.

# Symptothermale Methode

**B ←**

Sie möchten ohne Hormone oder Spirale verhüten, aber mit ausreichend hoher Sicherheit. Für Sie ist die symptothermale Methode der beste Weg – auch double check Methode genannt, weil sie zwei Körperzeichen kontrolliert: die Körpertemperatur und die Veränderung des Schleimes im Gebärmutterhals.

Lesen Sie genaueres über die symptothermale Methode im Kapitel „Methoden der natürlichen Empfängnisverhütung".

## Auswertung Teil 2: Natürliche Familienplanung

### → C   Schleimstrukturmethode

Lesen Sie im Kapitel "Methoden der natürlichen Empfängnisverhütung" mehr über die Schleimstrukturmethode.

Sie möchten natürlich verhüten, aber mit möglichst wenig Aufwand. Wenn Sie es nicht so schlimm finden, schwanger zu werden, können Sie die Schleimstrukturmethode anwenden. Anhand der Veränderungen des Schleims im Gebärmutterhals können Sie mit etwas Übung Ihre fruchtbaren und unfruchtbaren Tage im Zyklus erkennen und Ihr Sexualleben danach ausrichten. Als alleinige Methode ist diese Art der Verhütung allerdings sehr unsicher.

### → D   Verhütungscomputer

Die Zyklustester sind im Kapitel „Methoden der natürlichen Empfängnisverhütung" beschrieben.

Sie haben Spaß an technischen Spielereien und wünschen eine natürliche Verhütung, aber bitte ohne alternativen Touch. Sie können die Temperaturmessung und Aufzeichnung der Werte auch einem Computer überlassen. Das Gerät rechnet Ihnen dann aus, wann Sie ungeschützten Sex haben dürfen oder wann Sie mit Kondomen oder anderen Barrieremethoden verhüten müssen.

## Teil 2: Sterilisation

| | A | B | C | | |
|---|---|---|---|---|---|
| 1 Für Sie ist das Thema Familienplanung abgeschlossen. | | | | | |
| 2 Sie möchten die sicherste Verhütung, scheuen aber den operativen Eingriff. | | | | | |
| 3 Sie leben in einer festen Partnerschaft – auch Ihr Mann möchte keine Kinder mehr. | | | | | |
| Punktzahl | | | | | |

## Auswertung Teil 2: Sterilisation

### Sterilisation der Frau

 **A**

Sie möchten Ihre Familienplanung endgültig abschließen, das Thema Verhütung aus dem Kopf haben, und tendieren daher zu der endgültigen Lösung, der Sterilisation. Eine Sterilisation ist wirklich nur dann zu empfehlen, wenn Sie sich Ihrer Sache absolut sicher sind. Es gibt mittlerweile ebenso sichere, aber reversible Verhütungsmethoden (Implanon und Mirena).

Im Kapitel „Sterilisation" ist der Eingriff und die Alternativen beschrieben.

### Sterilisation des Mannes

 **B**

Sie sind sich absolut sicher keine Kinder (mehr) zu wollen und ihr Partner denkt genauso. Wenn Sie sich als Paar so entschieden haben, ist die Sterilisation des Mannes eine geeignete Möglichkeit. Der Eingriff ist beim Mann wesentlich einfacher durchzuführen als bei der Frau.

Im Kapitel „Sterilisation" ist die Vorgehensweise beschrieben.

### Langzeitmethoden

 **C**

Sie möchten die sicherste Verhütungsmethode, scheuen aber den operativen Eingriff. Eine gute Alternative zur endgültigen Lösung stellen die modernen und ebenso sicheren Langzeitverhütungsmethoden Implanon und Mirena dar.

Implanon und Mirena: Lesen Sie über diese Hightech-Verhütung in den Kapiteln „Hormonelle Verhütungsmethoden" und „Spiralen" nach.

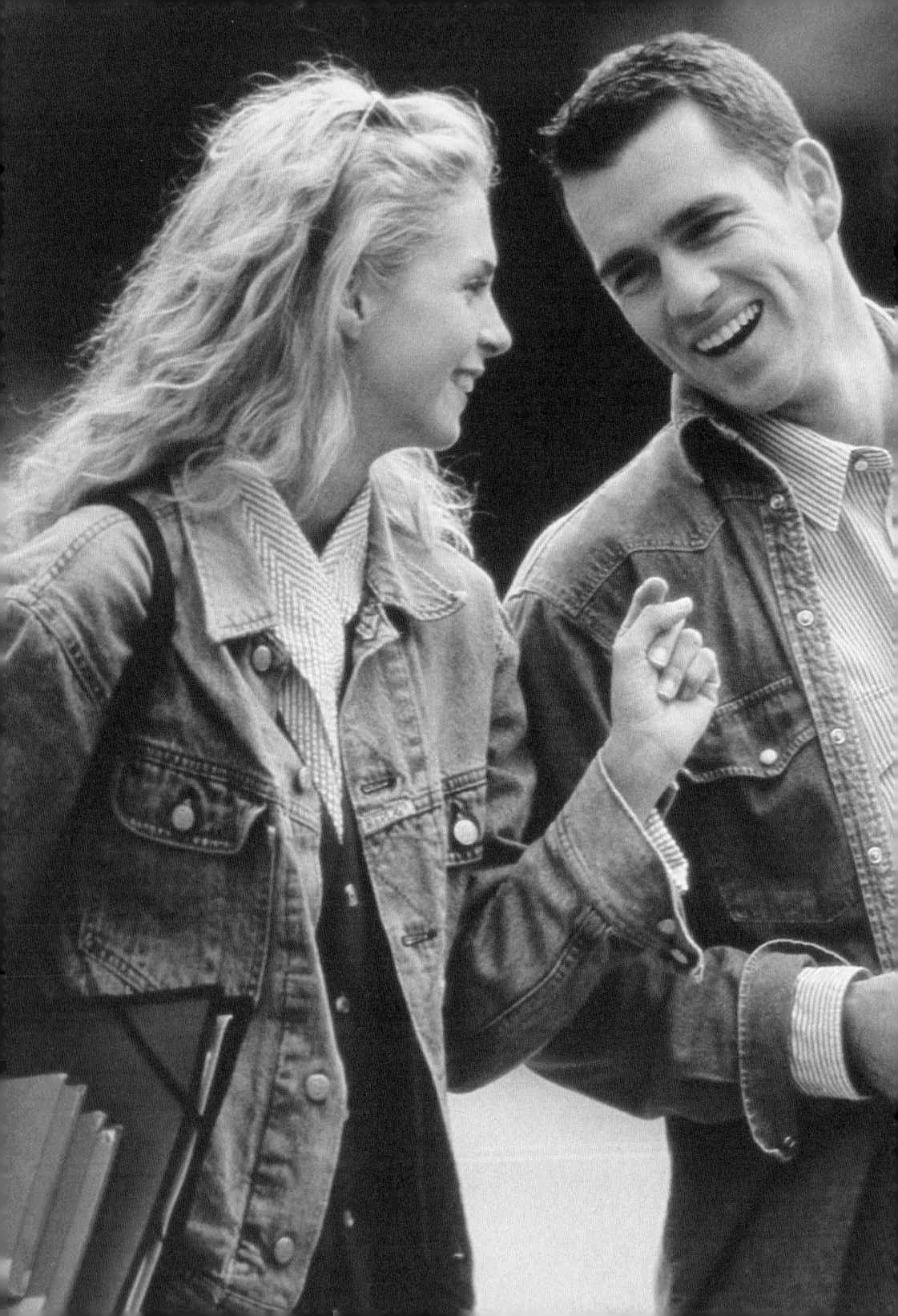

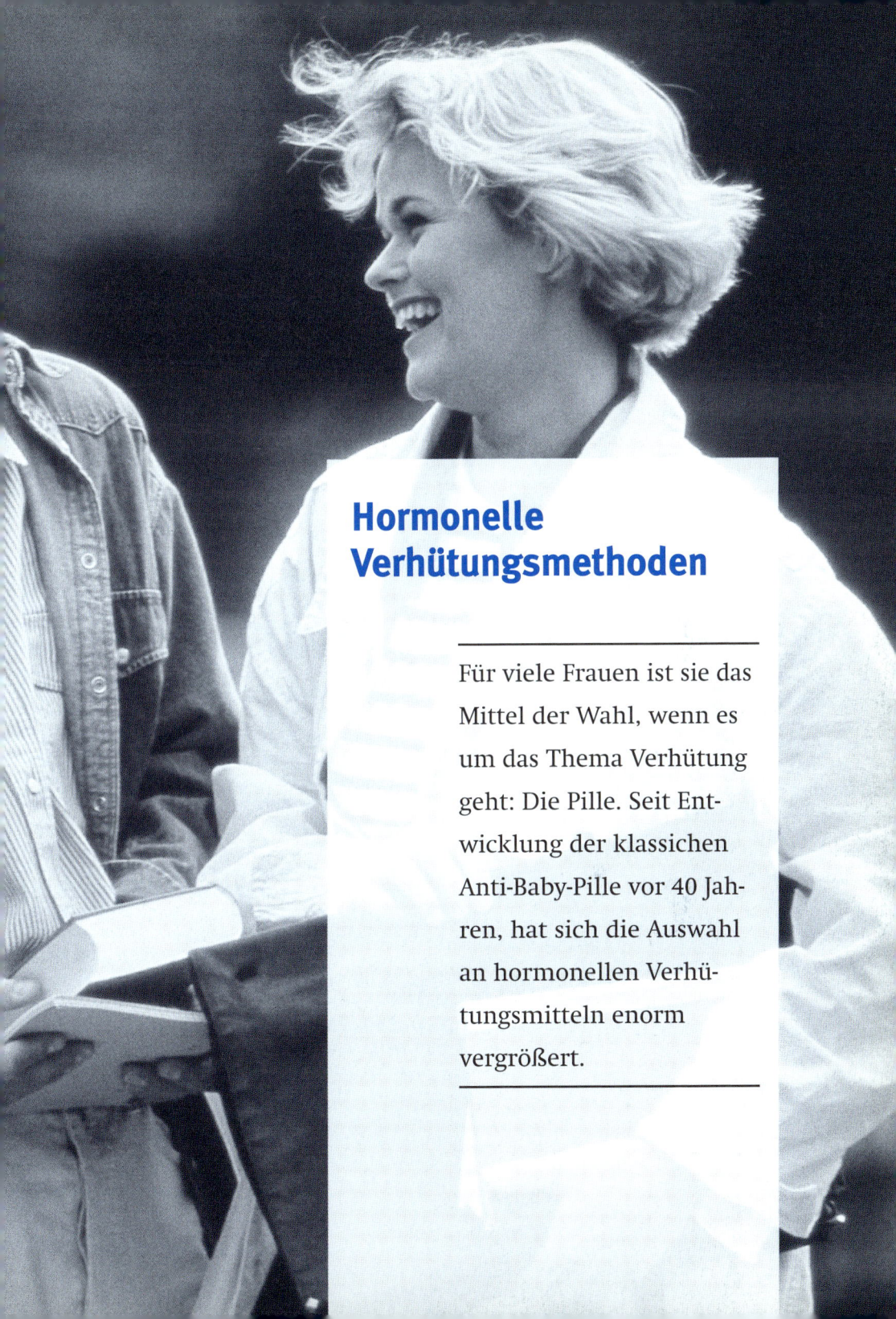

# Hormonelle Verhütungsmethoden

Für viele Frauen ist sie das
Mittel der Wahl, wenn es
um das Thema Verhütung
geht: Die Pille. Seit Entwicklung der klassichen
Anti-Baby-Pille vor 40 Jahren, hat sich die Auswahl
an hormonellen Verhü-
tungsmitteln enorm
vergrößert.

Im Jahr 2001 feierte die Pille ihren 40. Geburtstag. Und wie eine Frau mit 40 genau weiß was sie will, so bietet auch das hierzulande beliebteste Verhütungsmittel mehr als bei seinem Start am 1. Juni 1961. Nicht nur auf eine sichere Kontrazeption können sich Frauen, die heute die Pille nehmen verlassen, sondern darüber hinaus auch durchaus von positiven Zusatzwirkungen profitieren.

## Eine unmoralische Geschichte

So lange es die Pille mittlerweile auf dem europäischen Markt gibt, so lange dauerte auch ihre Entwicklung. Und sie wurde durchaus nicht von Beginn an als Befreiung für die Frauen gefeiert, sondern erlebte vielmehr erhebliche moralische, religiöse und politische Widerstände, von denen einige tatsächlich bis in unsere heutige Zeit überdauert haben.

Am Anfang des 20. Jahrhunderts beschäftigten sich die ehrgeizigsten Wissenschaftler mit dem neuen Forschungsgebiet Hormonforschung und hatten bald die Idee, die dort gewonnenen modernen Erkenntnisse zur Geburtenregelung einzusetzen. Doch erst ganze 20 Jahre später, als der amerikanische Chemiker Russell Marker die Yamswurzel als eine ergiebige Quelle für Steroidhormone entdeckt, rückt die praktische Anwendung der hormonellen Empfängnisverhütung in greifbare Nähe.

Wenn man Haberlandt und Pincus als „Väter der Pille" bezeichnen kann, so ist Margret Sanger die Mutter der modernen Geburtenkontrolle.

Es ist eine Frau, die die wissenschaftlichen Erkenntnisse schließlich auf den Weg zur praktischen Anwendung bringt. Die Krankenschwester und Frauenrechtlerin Margret Sanger interessiert den Fortpflanzungsbiologen Gregory Pincus für die hormonelle Verhütung. Ihrer Initiative und der Finanzierung durch Spenden ist es zu verdanken, dass der Wissenschaftler nach der wirksamsten Hormonkombination suchen kann. 1957 kommt die erste Pille unter dem Namen Enovid auf den amerikanischen Markt. Jedoch nicht als hormonelles Verhütungsmittel, sondern zunächst nur als Mittel gegen Menstruationsbeschwerden. Die Zulassung als Kontrazeptivum erhält die erste „Anti-Baby-Pille" erst 3 Jahre später.

30

## Hormonelle Verhütungsmethoden

Gehören auch Sie zu den Frauen, die seit Jahren mit der Pille verhüten und zufrieden damit sind? Dann spricht nichts dagegen, weiterhin bei dieser Verhütungsmethode zu bleiben.

Sind Sie mit Ihrer hormonellen Verhütung zufrieden, haben es aber satt, täglich an die Pille zu denken? Dann könnten Sie auf hormonelle Langzeitverhütungsmethoden wie das neue Hormonstäbchen Implanon umsteigen.

Oder haben Sie bisher mit anderen Methoden verhütet, möchten nun aber umsteigen, weil Sie etwas gegen Ihre Menstruationsschmerzen oder Ihre Akne tun möchten. Ihr Frauenarzt oder Ihre Ärztin kann unter der Vielzahl an Pillen und Minipillen diejenige heraussuchen, die diese positiven Begleiteffekte besitzen.

Auch Frauen, die bisher nicht mit der Pille verhüten wollten, weil die Hormone bei ihnen zur Gewichtszunahme führten, können einen Versuch mit den Pillen wagen, die das Gestagen Drospirenon enthalten.

Schließlich eine gute Nachricht für alle, die nicht länger unter ihrem Leistungstief vor den Tagen leiden möchten: mit den niedrig dosierten Pillen können Sie Ihren Zyklus so steuern, dass Sie nur noch wenige Male im Jahr menstruieren. Bei vielen Frauen, die mit dem Hormonstäbchen Implanon verhüten bleibt die Menstruation nach einer Umstellungsphase sogar ganz aus.

### Vor- und Nachteile auf einen Blick
#### Hormonelle Verhütungsmethoden allgemein
- Methoden mit höchster Sicherheit
- Hormone können Nebenwirkungen haben, bei einigen Erkrankungen oder Risikofaktoren darf nicht damit verhütet werden. Sie sind über 35 und rauchen? Dann sollten Sie nicht mit Hormonen verhüten.

#### Pille
- Hohe Sicherheit, einfach anzuwenden
- Positive Wirkung bei Periodenschmerzen und starken Blutungen
- Sie müssen sie jeden Tag einnehmen

#### Minipille
- Enthalten nur Gestagen. Sicherheit nicht so hoch wie bei Kombinationspillen. Auch für Frauen, die kein Östrogen nehmen dürfen
- Minipillen sind nur etwas für Disziplinierte: sie verzeihen keine Einnahmefehler
- Häufig Zwischenblutungen

#### Einmonatsspritze
- Enthält Gestagen und ein natürliches, besonders gut verträgliches Östrogen
- Noch sicherer als Kombinationspille
- Muss einmal pro Monat gespritzt werden

#### Depotgestagene (Dreimonatsspritzen)
- Enthalten nur Gestagene
- Für Frauen, die nicht täglich eine Pille schlucken möchten
- Für Frauen, die noch Kinder möchten eher ungeeignet, da die Hormonwirkung während der Wirkdauer nicht abgebrochen werden kann und sich das Gestagen nach längerer Anwendung nur langsam abbaut

#### Subdermale Gestagenimplantate – Implanon
- Streichholzgroßes Kunststoffstäbchen; unter die Haut auf der Innenseite des Oberarmes eingepflanzt; enthält nur Gestagen
- Wirkt 3 Jahre lang so sicher wie Sterilisation
- Menstruation wird bei fast der Hälfte der Anwenderinnen schwach und kurz oder bleibt sogar aus
- Nebenwirkungen können sein: Akne, Kopfschmerzen, Brustspannen und Gewichtszunahme

## ■ Lebenslauf der Pille – Stationen in der Entwicklung hormoneller Verhütungsmethoden

- 1919 Der Physiologe Ludwig Haberlandt zeigt: die Verpflanzung von Eierstöcken trächtiger Kaninchen hemmt bei den nicht-trächtigen deren Eisprung
- 1923 Haberlandt verfüttert Mutterkuchen-extrakte an Kaninchen und macht sie dadurch vorübergehend unfruchtbar
- 1929 Der Chemiker Adolf Butenandt isoliert das erste weibliche Sexualhormon, das Östron
- 1934 Butenandt und andere Forscher isolieren das Progesteron
- 1936 Amerikanische Forscher weisen nach, dass Progesteron den Eisprung hemmt
- 1938/39 Das erste synthetische Östrogen wird hergestellt
- 1943 Der amerikanische Chemiker Rusell Marker entdeckt die Jamswurzel als leichte Quelle für Progesteron
- 1951-1957 Auf das Betreiben von Margret Sangers hin untersuchen die zwei amerikanischen Biologen Gregory Pincus und H. Chang den kontrazeptiven Effekt von Hormonen an Kaninchen und starten später die erste klinische Prüfung
- 1957 Die erste Pille „Enovid" wird in Amerika zur Behandlung von Menstruationsstörungen zugelassen
- 1960 Enovid wird als Verhütungsmittel zugelassen
- 1961 Die Firma Schering führt die erste Pille „Anovlar" in der Bundesrepublik ein
- 1965 Die erste Pille, die in der DDR eingeführt wird, heißt „Ovosiston" und ist von VEB Jenapharm

## Verhütung nur für verheiratete Mütter

Westdeutschland muss noch ein Jahr länger auf seine erste Pille warten. Die Firma Schering wagt sich im sexualfeindlichen Deutschland auf riskantes Gebiet und bringt das Präparat Anovlar auf den Markt. Auch in Europa wird die Urpille zunächst zur „Behandlung von Regelstörungen" eingeführt. Ihre Funktion als Empfängnisverhütung wird im Beipackzettel nur am Rande erwähnt. Ärzten wird empfohlen, sie nur verheirateten Frauen mit zwei Kindern zu verschreiben, propagiert die Regierung doch die Drei-Kinder-Ehe. Die damalige DDR reagiert auf die zunehmende illegale Einfuhr der Westpille mit einem eigenen Präparat. 1965 kontert der VEB Jenapharm mit Ovosiston.

**Die wilden 68 er:** Die Studenten zelebrierten die sexuelle Befreiung, der Papst tobte und betonte in der Enzyklika „Humanae vitae" die „Untrennbarkeit von liebender Vereinigung und Fortpflanzung".

Die Geschichte der hormonellen Empfängnisverhütung kam somit doch noch zu ihrem wohlverdienten Happy End. Die Studentenbewegung der 68er brach sexuelle Tabus und thematisierte die Trennung zwischen Sexualität und Fortpflanzung. Die Leistung der Pille war von je her nicht nur eine medizinische, sondern in hohem Maße auch eine soziokulturelle.

## Weniger ist mehr – Die Minderung des gesundheitlichen Risikos

Von Anfang an war der Einsatz der Pille auf Seiten der Frauen mit Ängsten und Unsicherheiten behaftet, da das Verhütungsproblem nicht nebenwirkungs- und risikofrei gelöst worden war. Die Forschung ruhte sich deshalb nach Etablierung der ersten Pillenpräparate nicht auf ihren Lorbeeren aus, sondern setzte in ihren Bemühungen fort, das gesundheitliche Risiko durch alternative hormonelle Methoden zu senken.

War die erste Pille noch ein „Hormonhammer" mit 150 mg Östrogen, so enthielt die erste so genannte Minipille, die ab 1973 erhältlich war, nur noch 50 mg Ethinylestradiol. Heute nennt man niedrigdosierte Kombinationen aus Östrogen und Gestagen Mikropille. Durch die Kombination mit immer wirkungsvollerem Gestagen kann der Östrogengehalt zunehmend niedriger gehalten werden.

Folgende Methoden der hormonellen Empfängnisverhütung sind momentan etabliert:
- Ovulationshemmer (die klassische „Anti-Baby-Pille")
- Mikro-Pille
- Minipille
- Hormonimplantat (Implanon)
- Depotspritze

## Welche hormonellen Verhütungsmethoden gibt es?

Jede Frau reagiert ganz individuell auf die Einwirkung von Hormonen. Was für die eine Frau das optimale hormonelle Verhütungsmittel ist, kann bei der anderen gravierende Nebenwirkungen hervorrufen. Gut, dass Sie unter einer Vielzahl von Präparaten und Methoden auswählen und auch bei anfänglichen Problemen das für Sie passende System finden können.

Diese unterschiedlichen Namen haben orale hormonelle Verhütungsmittel, also Präparate, die man schluckt:
- Pille
- Anti-Baby-Pille
- Orale Ovulationshemmer
- Östrogen-Gestagen-Präparate
- Kombinationspräparate
- Einphasenpräparate
- Zweistufenpräparate
- Dreistufenpräparate
- Zweiphasenpräparate
- Mikropille
- Minipille

# Die Pille

Das am meisten verwendete hormonelle Verhütungsmittel ist die Pille. Die Tabletten oder Dragees enthalten eine Mischung aus Östrogen und Gestagen und werden auch orale Ovulationshemmer genannt, weil ihre Wirkstoffe den Eisprung (die Ovulation) unterdrücken. Dies ist nicht der wichtigste, aber doch ein typischer Effekt – wie wir später sehen werden, wenn wir uns genauer anschauen, wie die hormonellen Verhütungsmethoden wirken.

### ▰ Checkliste Pille & Co.

**Vorteile**

- Verhütungsmethode mit der höchsten Sicherheit
- Einfach anzuwenden
- Wenn Sie Sex haben möchten, ist das Thema Verhütung schon erledigt
- Positive Wirkung bei Periodenschmerzen und starken Blutungen

**Nachteile**

- Bei Pille und Minipille: Sie müssen jeden Tag an die Einnahme denken
- Hormone können unerwünschte Nebenwirkungen haben
- Bei einigen Erkrankungen oder Risikofaktoren darf nicht hormonell verhütet werden
- Sie sind über 35 und rauchen? Dann sollten Sie nicht mit Hormonen verhüten
- Bietet keinen Schutz vor Geschlechtskrankheiten

Es gibt nicht „die Pille" – rund 60 verschiedene Präparate sind allein in Deutschland zu kaufen.

„Die Pille" gibt es eigentlich gar nicht. Die an die 60 verschiedene Präparate, die in Deutschland erhältlich sind, unterscheiden sich zum Teil erheblich in ihrer Zusammensetzung. Zwar ist die Verhütungssicherheit bei allen „Pillen" in etwa gleich hoch, doch ist das Spektrum sowohl der unerwünschten Nebenwirkungen, als auch der erwünschten zusätzlichen Effekte, der so genannten „noncontraceptive health benefits" sehr verschieden. Bedenkt man zudem, dass jede Frau individuell verschieden auf den Eingriff in ihren Hormonhaushalt reagiert, dann kann man sich gut vorstellen, dass die Auswahl des richtigen Produktes trotz allerbester Kenntnis und Beratung durch die Frauenärztin oder den Arzt auch immer ein wenig nach dem Prinzip „Versuch und Irrtum" verlaufen kann.

## Die Pille – ein Kunststück

Kombinierte Östrogen-Gestagen-Präparate, die mit „der Pille" eigentlich gemeint sind, enthalten künstliche Hormone, die den beiden wichtigsten weiblichen Geschlechtshormonen Östrogen und Progesteron nachgebaut sind. In den meisten Ovulationshemmern ist Ethinylestradiol (EE) enthalten, ein künstliches

Östrogen, das auch stark wirksam ist, wenn es über den Verdauungstrakt (oral) aufgenommen wird.

Die meisten Pillen enthalten noch immer das bewährte Ethinylestradiol, das auch schon in der allerersten Pille enthalten war. Bei den Gestagenen, den künstlichen Abkömmlingen des Progesterons, hat sich seither mehr getan. Die Vielzahl der eingesetzten Gestagene gehört chemisch zu drei Gruppen: Progesteron-Derivate, Estrane und Gonane.

## Wie wirkt die Pille?

Wie wir im Kapitel über die Mechanismen im weiblichen Zyklus gesehen haben (Seite 10), werden alle Vorgänge, die mit der Fruchtbarkeit zu tun haben, hormonell gesteuert. In diese Mechanismen greift die Pille ein und erreicht deshalb einen so hohen Verhütungsschutz, weil sie gleich mehrere Angriffspunkte im Regelkreis findet.

Östrogen-Gestagen-Präparate schützen auf dreifache Weise vor einer Schwangerschaft. Die Hormone der Pille wirken auf die wechselseitigen Steuerungsmechanismen von Hirnanhangdrüse und Eierstöcken ein. Die Eierstöcke werden nicht mehr mit den Hormonen FSH und LH stimuliert und es findet kein Eisprung statt. Sollte dieser, vor allem durch Östrogen hervorgerufene, Mechanismus einmal versagen, sind es noch die durch das Gestagen hervorgerufenen Zusatzwirkungen, die eine Schwangerschaft unwahrscheinlich machen:

● Die innere Auskleidung der Eileiter verändert sich, ein Ei kann nicht in die Gebärmutter transportiert werden.

● Die Gebärmutterschleimhaut wird unter der Wirkung des Gestagens dünner und anders aufgebaut, ein befruchtetes Ei kann sich nicht einnisten.

● Der Schleim im Gebärmutterhals, der normalerweise in der fruchtbaren Phase des Zyklus für Spermien gut durchlässig ist, wandelt sich in eine zähe undurchdringliche Barriere. Dies ist auch der hauptsächliche Wirkmechanismus der Minipille.

Hauptmechanismen, mit denen die Pille vor einer Schwangerschaft schützt:
● Es findet kein Eisprung mehr statt
● Die Gebärmutterschleimhaut wird nicht ausreichend aufgebaut. Ein befruchtetes Ei kann sich nicht einnisten
● Der Schleim im Gebärmutterhals wird zäher und bekommt eine andere Struktur. Spermien können ihn kaum hindurchdringen

● Spermien, die trotzdem das Kunststück schaffen, in die Gebärmutter einzudringen, können in dem dort veränderten Milieu ihren normalen Reifungsprozess (die so genannte Kapazitation) nicht vollenden und kein Ei befruchten.

Östrogen sorgt für einen regelmäßigen Zyklus.

Das Gestagen in der Pille reicht allein schon aus, eine Befruchtung zuverlässig zu verhindern, da es sowohl auf die Gebärmutterschleimhaut als auch auf den Muttermundschleim wirkt. Aber nur in Kombination mit dem Östrogen bildet sich bei den meisten Frauen ein fester Rhythmus für die Menstruation aus. Ohne Östrogen kommt es bei vielen Frauen zu unregelmäßigen Zyklen oder Schmierblutungen.

Die Pille bietet Menstruation mit Komfort. Regelblutung gerade im Urlaub oder Bauchkrämpfe vor der Prüfung? Das muss nicht sein. Durch fortlaufende Einnahme eines Einphasenpräparates (ohne Hormonpause) bleibt die Regel aus. Möchte frau ihre Menstruation vorverlegen, so ist dies durch vorzeitiges Absetzen der Pille möglich.

Die Menstruation tritt bei Frauen, die mit Hormonen verhüten dann ein, wenn durch eine 6- bis 7-tägige Hormonpause, die im Einnahmeschema der meisten Präparate vorgesehen ist, das zyklische Absinken der natürlichen Östrogene und Gestagene im Körper nachgeahmt wird. Deshalb wird die daraufhin einsetzende Menstruation auch Entzugsblutung genannt. Sie ist viel schwächer als eine normale Menstruation und geht seltener mit Schmerzen einher, weil ja die abgestoßene Gebärmutterschleimhaut viel dünner und anders aufgebaut ist als bei den Frauen, die keine Pille nehmen.

Die meisten Frauen möchten ihren monatlichen Zyklus beibehalten, sei es, weil die Menstruation eine Kontrollfunktion hat („Ich bin nicht schwanger"), oder weil sie so eher das Gefühl haben, ihr Körper folge noch dem natürlichen Rhythmus. Physiologisch notwendig ist das Absetzintervall jedoch nicht. Es ist

**Tipp:** Legen Sie wichtige Termine auf Zeiten nach der Menstruation – Sie sind dann leistungsfähiger.

### ■ Permanent „scheinschwanger", ist das nicht schädlich?

Die Pille unterdrückt den Eisprung dauerhaft. Viele Frauen befürchten, dieser Zustand sei unnatürlich und könne schädlich sein. Biologisch gesehen ist die manchmal jahrelange Unterdrückung des Eisprungs und der Menstruation jedoch eher ein natürlicher Zustand. Denn ließe man der Natur ungeregelt ihren Lauf, so wären Frauen im gebärfähigen Alter die meiste Zeit ihres Lebens schwanger oder würden stillen und hätten aus diesem Grund keinen Eisprung. Für viele Frauen in Entwicklungsländern trifft das heute noch zu.

auch möglich die Pille durchgehend, also ohne 6- bis 7-tägige Pause einzunehmen und so auf eine Entzugsblutung zu verzichten. Eine Möglichkeit, die besonders von Frauen geschätzt wird, die unter dem prämenstruellem Syndrom leiden.

## Kombinationspräparate (Einphasenpräparate)

Spricht man von „der Pille", so sind eigentlich die Kombinationspräparate gemeint. In dieser Gruppe der Ovulationshemmer sind die beiden Hormone Östrogen und Gestagen kombiniert, daher die Bezeichnung Kombinationstyp oder Östrogen-Gestagen-Präparate. Jede Tablette enthält die gleiche Menge Wirkstoff, weshalb sie Einphasenpräparate (auch monophasische Kombinationspräparate) genannt werden.

Da die Verhütungssicherheit aller Kombinationspräparate eigentlich gleich hoch ist und die meisten ernsthaften Komplikationen bei der Anwendung der Pille auf deren Östrogenanteil zurückzuführen sind, werden in erster Linie niedrig dosierte Präparate verordnet. Allerdings gibt es auch Fälle, etwa bei immer wieder auftretenden Zwischenblutungen, in denen die Verordnung höher dosierter Pillen gerechtfertigt ist.

Eine Monatspackung der Kombinationspräparate besteht meistens aus 21 Tabletten, deren Einnahme ein 7-tägiges tablettenfreies Intervall folgt. Die Einnahme der neuen Packung beginnt immer am gleichen Tag. Manchen Frauen ist es lieber, täglich eine Pille einzunehmen, ohne daran denken zu müssen, an welchem Tag die neue Packung beginnt. Für sie gibt es einige wenige Präparate mit 28 Tabletten, von denen die letzten sieben keinen Wirkstoff enthalten (z. B. Trinordiol 28, Triquilar 28). In den 7 Tagen ohne Hormone setzt die so genannte Entzugsblutung ein.

Bei der Einnahme eines Einphasenpräparates fällt die Entzugsblutung generell schwächer aus als eine spontane Menstruation. Deshalb können sich solche Präparate vorteilhaft bei starker Regelblutung auswirken. Bei 1–3 % der Frauen bleibt die Regelblutung ganz aus, was natürlich immer Unsicherheit auslöst, wenn die Bestätigung nicht schwanger zu sein dadurch ausfällt. Vor

Nach ihrer Zusammensetzung sind die Östrogen-Gestagen-Präparate unterteilt in:
- Kombinationspräparate (Einphasenpräparate)
- Abgestufte Kombinationspräparate (Zwei- und Dreistufenpräparate)
- Sequenzial- oder Zweiphasenpräparate

Außerdem kann nach dem Östrogenanteil in niedrig dosierte und hoch dosierte Pillen unterteilt werden. Die Mikropille ist eine besonders niedrig dosiertes Einphasenpräparat.

Mit oralen Ovulationshemmern verhüten Sie sicher: Pearl-Index maximal 0,5.

Auch während des tablettenfreien Intervalls ist der volle Verhütungsschutz gewährleistet.

> ■ **Hormone – So viel wie nötig, so wenig wie möglich**
>
> Die Bezeichnung „hoch dosiert" oder „niedrig dosiert" bezieht sich immer nur auf die Menge an Östrogen in der Pille. Bei der Gestagenkomponente ist dies nicht möglich, weil die unterschiedlichen Gestagene auch unterschiedliche Wirkungsstärken besitzen. Sie sind nicht nach ihrer Dosierung vergleichbar. Doch auch hier versucht man so viel wie nötig, aber so wenig wie möglich Hormon einzusetzen, um Risiken zu verkleinern.

Hoch dosierte Pillen enthalten 50 mg Östrogen, niedrig dosierte Pillen oder „Mikropillen" enthalten höchstens 35 mg Östrogen.

allem in den ersten Einnahmezyklen kann es zu Zwischenblutungen kommen, die jedoch im weiteren Behandlungsverlauf meist aufhören.

## Abgestufte Kombinationspräparate (Zwei- und Dreistufenpräparate)

Um nicht nur mit der Östrogendosis so niedrig wie möglich zu bleiben, sondern auch so wenig Gestagen wie möglich einzusetzen, wurden Kombinationspräparate entwickelt, die zwei oder drei verschieden dosierte Stufen von Gestagen enthalten. Beispielsweise beträgt bei einigen Zweistufenpräparaten die Dosis des Gestagens Levonorgestrel in den ersten Einnahmetagen nur 0,05 mg und wird in der zweiten Phase auf 0,125 mg pro Tag erhöht. Die Östrogendosis bleibt bei Zweistufenpräparaten konstant.

**Nicht verwechseln:** Zwei- und Dreistufenpräparate sind Kombinationspräparate aus Östrogen und Gestagen. Zweiphasenpräparate (oder Sequenzpräparate) enthalten in der ersten Phase nur Östrogen.

Bei Dreistufenpräparaten steigt nicht nur die Gestagendosis in drei Stufen während eines Zyklus an, auch der Östrogenanteil wird verändert. Die Zwischenblutungshäufigkeit ist bei den abgestuften Kombinationspräparaten besonders in den ersten Zyklen ähnlich hoch wie bei den Einphasenpräparaten. Allerdings bleiben die Entzugsblutungen nur sehr selten aus.

## Die Mikropille

Die Mikropille ist kein eigenständiger Pillentyp. Man bezeichnet so besonders niedrig dosierte Kombinationspräparate aus Östrogen und Gestagen, die maximal 35 mg Östrogen enthalten. Durch Kombination mit besonders wirksamen und verträglichen Progesteron-Abkömmlingen als Gestagen-Anteil fallen bei den Mikropillen die unmittelbaren Nebenwirkungen und die Langzeitrisiken deutlich geringer aus als bei konventionellen Kombinationspillen.

## Sequenzpräparate (Zweiphasenpräparate)

Dieser Pillentypus enthält in der ersten Einnahmephase von 6–7 Tagen eine relativ hohe Östrogendosis von über 50 mg, aber kein Gestagen. Erst danach enthalten die Tabletten eine Kombination aus Östrogen und Gestagen. Da die Östrogendosis nicht bei allen Frauen den Eisprung zuverlässig verhindern kann und

Mittlerweile gibt es Mikropillen mit 20 oder nur noch 10 mg Östrogen in Kombination mit sehr wirksamen Gestagenen. In der Zukunft sollen weitere Hormonreduzierungen möglich sein.

1-Phasen-Präparat

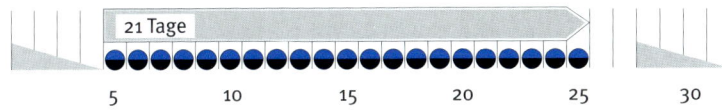

2-Phasen-Präparat

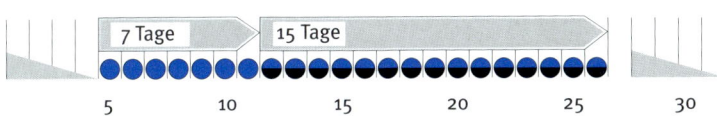

2-Stufen-Präparat

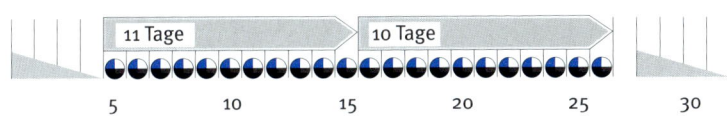

3-Stufen-Präparat

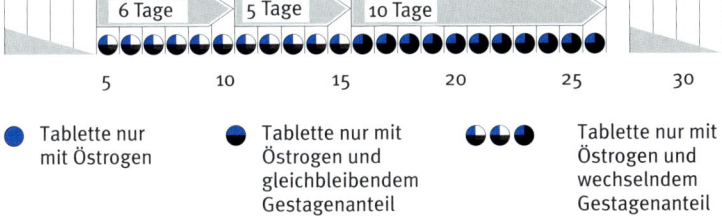

● Tablette nur mit Östrogen    ● Tablette nur mit Östrogen und gleichbleibendem Gestagenanteil    ●●● Tablette nur mit Östrogen und wechselndem Gestagenanteil

Orale Ovulationshemmer mit Hormonverteilung und Einnahmeschema (Tag 1 entspricht dem ersten Tag der Blutung – farbiger Keil. Das Gestagen ist schwarz, Östrogen farbig dargestellt)

39

Sequenzpräparate wurden als Anpassung an die natürlichen hormonellen Zustände im Körper entwickelt. Sie werden auch normophasische Präparate genannt.

in der ersten Phase kein Gestagen zusätzlich wirkt, muss bei der Anwendung dieser Präparate mit einer etwas höheren Versagerquote gerechnet werden, als bei den Kombinationspräparaten. Ein größeres theoretisches Risiko entsteht auch durch den relativ hohen Östrogenanteil.

Der Vorteil der Sequenzpräparate besteht in der sehr guten Zykluskontrolle. Sie sind besonders für Frauen geeignet, bei denen unter der Behandlung mit Kombinationspräparaten immer wieder Zwischenblutungen auftreten.

### Ein-Monatsspritze

Eine weitere Möglichkeit der Empfängnisverhütung wird es in naher Zukunft in Form der „Ein-Monatsspritze" geben, die aus einem Gestagen (25 mg Medroxyprogesteronacetat, MPA) und einem Östrogen (5 mg Estradiol-Cypionat) zusammengesetzt ist.

Diese Spritze muss monatlich gegeben werden und besitzt eine sehr hohe Verhütungsicherheit, die über der der Pille liegt. Interessant bei diesem Präparat ist, dass erstmalig ein so genanntes natürliches Östrogen verwendet wird. In den USA ist diese „injectable pill" bereits seit November 2000 zugelassen. In Deutschland wird sie den Namen „Luna" führen.

## Reine Gestagenpräparate

Während die bisher besprochenen Präparate zur hormonellen Verhütung die Wirkungen der beiden Sexualhormone Östrogen und Gestagen kombinieren, enthalten die reinen Gestagenpräparate nur ein Hormon. Falls die Verordnung von östrogenhaltigen Ovulationshemmern nicht in Frage kommt, etwa weil bestimmte Risikofaktoren vorliegen, stellen Gestagenpräparate, wie die Minipille oder die Depotgestagene, eine Alternative dar. Das Risiko schwerwiegender Nebenwirkungen ist bei diesen Präparaten durch die niedrigen Gestagenspiegel und das Fehlen von Östrogen sehr gering. Leider bieten sie gerade dadurch, dass sie kein Östrogen enthalten, eine schlechte Zykluskontrolle.

Viele Frauen, die mit Gestagenpräparaten verhüten, leiden unter unregelmäßigen Zwischenblutungen. Die Monatsblutung tritt häufig nur noch selten und schwach auf oder bleibt ganz aus.

## Minipille

Hinter der Minipille steckt die Idee einer zuverlässigen hormonellen Verhütungsmethode, die den natürlichen Zyklusablauf nicht stört und über das Gestagen nur eine Wirkung auf die Gebärmutterschleimhaut und den Muttermund ausübt. Es hat sich jedoch herausgestellt, dass trotz der niedrigen Gestagen-Dosierung bei einem Teil der Frauen der Eisprung gehemmt oder die Gelbkörper-Funktion gestört wird. Da die zyklusregulierende Wirkung des Östrogens fehlt, kommt es häufig zu Zwischenblutungen oder aber die Blutung bleibt ganz aus.

Wie in den Kombinationspräparaten auch, verursacht das Gestagen eine Verdickung des Schleims im Gebärmutterhals und verändert die Schleimhaut der Gebärmutter. Die Gestagenwirkung bietet einen gewissen Schutz vor aufsteigenden Infektionen: Keime, die oft „Huckepack" mit den Spermien in die Gebärmutter gelangen, haben durch den Schleimpfropf nur eine geringe Chance zum Eindringen.

Einen bedeutsamen Nachteil haben die Gestagenpillen: Da die Wirkung der bisher verwendeten Gestagene im Körper nur 24 Stunden anhält, muss die Einnahme stets zum gleichen Zeitpunkt erfolgen. Die Minipille erfordert von ihrer Benutzerin große Selbstdisziplin und toleriert keine Einnahmefehler. Da die Sicherheit der Minipillen, die immer zum gleichen Zeitraum eingenommen werden müssen, deutlich geringer ist als die der Mikropillen, stellt es für Frauen immer einen Unsicherheitsfaktor dar, wenn die Blutung ausbleibt. Ein Präparat mit dem Gestagen Etonogestrel (Cerazette) ist im Einnahmeschema variabler und bietet eine höhere Sicherheit, da Einnahmefehler nicht so häufig vorkommen.

Falls es trotz Verhütung mit der Minipille zu einer Schwangerschaft kommt, ist das Risiko für eine Eileiterschwangerschaft

Die Minipille hat einen Pearl-Index von 0,8 bis 1,3, vorausgesetzt, ihre Einnahme erfolgt immer korrekt.

Die Minipille ist nur etwas für disziplinierte Frauen – sie muss stets zur gleichen Stunde eingenommen werden.

(Extrauteringravidität) erhöht. Deshalb sollte sie nicht verordnet werden, wenn eine Frau schon einmal eine Eileiterschwangerschaft hatte oder nur noch ein (intakter) Eileiter vorhanden ist.

## Depotgestagene (Drei-Monatsspritzen)

Depotgestagene, auch Drei-Monatsspritzen genannt, waren die erste Form hormoneller Langzeitverhütung. Die Gestagene werden in den Muskel gespritzt (Po oder Oberarm) und bilden dort ein Depot, aus dem der Wirkstoff langsam freigesetzt wird. Es stehen zwei Gestagenpräparate zur Verfügung, die zuerst alle 2 Monate (die ersten fünf Spritzen) und später alle 3 Monate gespritzt werden müssen:

150 mg MPA (Medoxyprogesteronacetat, z. B. Depo-Clinovir). Dieser Gestagentyp führt meist zur Hemmung des Eisprungs und längerfristig zu einem Abbau der Gebärmutterschleimhaut. Dementsprechend kommt es meistens nach einer Anfangsphase mit häufigeren Zwischenblutungen zu einem Ausbleiben der Regel

200 mg NET-Enantat (Noristerat). Dieses Gestagen hemmt in den ersten 6 Wochen den Eisprung, danach wirkt das Hormon nur noch auf die Gebärmutterschleimhaut und den Muttermundschleim.

Depotgestagene sind für Frauen geeignet, die hormonell verhüten möchten, für die eine regelmäßige Einnahme von Pillen jedoch nicht in Frage kommt, etwa aus Gründen ihrer Lebensführung (Schichtarbeiterinnen, Frauen, die viel reisen und Zeitzonen überschreiten). Da die tägliche Tabletteneinnahme entfällt, können keine Einnahmefehler auftreten.

Bei einem Teil der Frauen steigert Gestagen den Appetit und sie nehmen zu, wenn sie mit damit verhüten.

Ein wesentlicher Nachteil der Depotgestagene besteht darin, dass die Anwendung während der Wirkdauer der Spritze nicht abgebrochen werden kann, wenn Nebenwirkungen auftreten oder wenn nicht weiter verhütet werden möchte. Auch für Frauen, die noch Kinder bekommen möchten, ist die Depotspritze eher ungeeignet. Bei längerer Anwendung kann es unter Umständen bis zu 2 Jahre dauern, bis das Gestagen im Körper so weit abgebaut ist, dass bei Kinderwunsch eine Schwangerschaft eintritt. Bei Depot-MPA ist wegen des Östrogenmangels langfristig auch eine Verminderung der Knochendichte möglich.

## Subdermale Gestagenimplantate – Implanon

Es klingt wie in einem Science-fiction-Film. Ein kleines Kunststoffstäbchen wird unter die Haut eingepflanzt und Verhütung ist für 3 Jahre kein Thema mehr. Und das zudem mit extrem hoher Sicherheit!

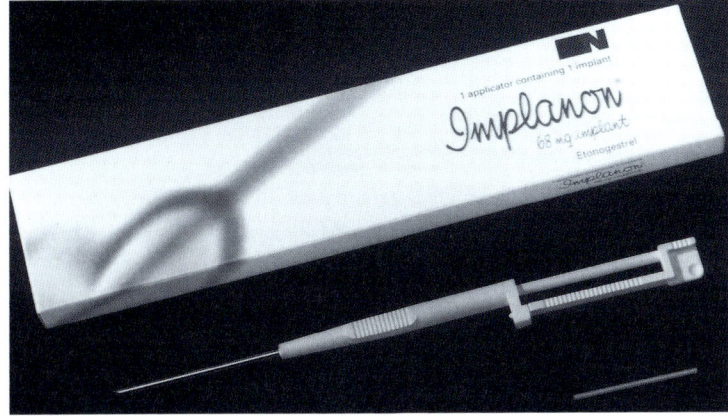

Beispiel eines Implanon

Unter dem Handelsnamen Implanon ist diese Hightech-Verhütung seit Mitte 2000 zu bekommen. Das Implantat besteht aus einem etwa streichholzgroßen Kunststoffstäbchen, das direkt unter die Haut (subdermal) auf der Innenseite des Oberarmes eingepflanzt wird. Dies erfolgt unter örtlicher Betäubung und mithilfe einer Kanüle. Die ganze Prozedur dauert nur eine Minute und wird nicht unangenehmer als eine Blutentnahme empfunden. Das Implantat ist sehr klein und flexibel. Es ist unter der Haut nicht zu sehen und stört auch nicht bei körperlicher Betätigung. Man kann es aber mit den Fingern ertasten, was ja wichtig ist, wenn es nach 3 Jahren durch einen kleinen Hautschnitt wieder entfernt wird.

So sicher wie eine Sterilisation: Pearl-Index nahe 0!

Unter der Haut bleibt das Hormonstäbchen ganze 3 Jahre lang wirksam. Tag für Tag gibt es eine im Vergleich zu oralen Verhütungsmitteln sehr kleine Menge des Gestagens Etonogestrel ab,

43

die aber, da sie die Passage durch die Leber umgeht, ausreichend ist, um den Eisprung zu verhindern und den Schleim im Gebärmutterhals so zu verdicken, dass Spermien ihn nicht durchdringen können.

**„Minipille unter der Haut"**

Unerwünschte Begleiterscheinungen entsprechen im wesentlichen denen anderer reiner Gestagenpräparate. Besonders in den ersten Anwendungsmonaten kommt es relativ häufig zu unregelmäßigen Blutungen. Im Verlauf der Gestageneinwirkung wird dann die Gebärmutterschleimhaut immer schwächer aufgebaut, so dass die Menstruation bei fast der Hälfte der Anwenderinnen schließlich sehr schwach und kurz wird oder sogar ganz ausbleibt.

Ob Sie Implanon gut vertragen, können Sie testen: Lassen Sie sich von ihrem Arzt für 1 oder 2 Zyklen die Minipille Cerazette verschreiben. Diese Pille enthält das gleiche Gestagen wie Implanon und Sie sehen, ob Sie Zwischenblutungen bekommen und wie ihre Haut reagiert.

Wer dazu neigt, kann unter dem Gestagen Etonogestrel verstärkt Akne bekommen. Auch über Kopfschmerzen, Spannungsgefühl in der Brust und Gewichtszunahme wird berichtet. Der Vorteil gegenüber Depotpräparaten (Drei-Monats-Spritze) besteht darin, dass das Implantat bei Kinderwunsch entfernt werden kann und die Frau sofort so fruchtbar wie vor der Verhütung ist. Das Gestagen reichert sich nicht im Körper an.

## ■ Hightech-Verhütung aus den Händen von Spezialisten

Implanon wird von Frauenärzten eingesetzt und entfernt, die eine spezielle Schulung für das Verfahren erhalten haben. Fragen Sie Ihren Arzt, ob er Erfahrung mit dem Implantat hat. Die gynäkologischen und allgemeinmedizinischen Voruntersuchungen müssen genauso sorgfältig wie bei jeder anderen hormonellen Verhütungsmethode durchgeführt werden. Auch das Implantat ist ein Medikament!

Der Zeitpunkt, wann das Implantat eingepflanzt werden kann, hängt von Ihrer bisherigen Verhütungsmethode ab. Meistens ist der 1. bis 5. Tag der Menstruation optimal. Kontrolluntersuchungen werden im 1., 3. und 6. Monat und danach 2-mal jährlich empfohlen. Nach dem Entfernen kann eine kleine Narbe am Arm bleiben.

# Wer darf die Pille nehmen? – Verordnung von hormonellen Verhütungsmitteln

Sowohl die klassische Pille, als auch alle andere hormonellen Verhütungsmethoden sind Medikamente! Darüber muss man sich bei aller Sicherheit der modernen Präparate und trotz ihres hohen Verbreitungsgrades im Klaren sein. Ein verantwortungsvoller Frauenarzt wird sich deshalb trotz aller Zeitknappheit in seiner Praxis für eine gründliche Beratung und Voruntersuchung Zeit nehmen, besonders, wenn Sie zum ersten Mal hormonell verhüten wollen oder auf einen anderen Pillentyp umsteigen möchten. Die Informationen in diesem Buch werden dazu beitragen, dass Sie besser verstehen, was Ihr Arzt oder Ihre Ärztin Ihnen erklären möchte, und sie werden Sie dazu in die Lage versetzen, gezielt Fragen zu stellen und Informationen oder Voruntersuchungen einzufordern, falls diese Ihnen nicht angeboten werden.

*Je besser das Arzt-Patientinnen-Gespräch verläuft, desto wahrscheinlicher ist eine komplikationslose hormonelle Verhütung.*

Bevor ein bestimmtes Präparat verordnet wird, sollte eine ausführliche allgemeine, gynäkologische und Familienanamnese erhoben werden. Dies bedeutet, der Arzt fragt nach Erkrankungen, erkundigt sich aber auch nach den Erkrankungen enger Familienmitglieder, um Risikofaktoren zu erkennen.

Nach der Voruntersuchung wird der Arzt eine Vorauswahl treffen und Sie über die Vor- und Nachteile der in Frage kommenden Präparate, ihre Zuverlässigkeit, Nebenwirkungen und Risiken unterrichten.

*Sinn einer gründlichen Untersuchung ist es, Risikofaktoren und Kontraindikationen, also Gründe, die gegen eine Verordnung von hormonellen Verhütungsmitteln sprechen, zu erkennen.*

Für den Arzt ist es außerdem wichtig zu wissen, ob in absehbarer Zeit ein Kinderwunsch besteht und ob und wie bisher verhütet wurde. Teilen Sie ihm mit, was für Sie persönlich am wichtigsten bei der Verhütung ist: Wünschen Sie die größtmögliche Sicherheit, weil Sie jetzt auf gar keinen Fall schwanger werden wollen oder ist auch eine gute Zykluskontrolle ohne Zwischenblutungen wichtig für Sie. Das persönliche Umfeld (leben Sie in einer festen Partnerschaft oder haben Sie keinen festen Sexualpartner) und der Beruf (Schichtarbeit, viel auf Reisen etc.) kann bei der Auswahl des besten Verhütungsmittels eine Rolle spielen. Schließlich interessiert Ihren Arzt, was Sie mit Ihrem Partner besprochen haben. Ist es auch sein Wunsch hormonell zu verhüten oder steht er der Methode eher skeptisch gegenüber?

45

## Mit diesen Fragen sollten Sie bei Ihrem Arztbesuch rechnen:

- Traten in Ihrer Familie (Eltern, Großeltern, Geschwister) folgende Erkrankungen auf: Thrombose (Blutgerinnsel in einem Blutgefäß), Bluthochdruck, Herzinfarkt, Schlaganfall, Zuckerkrankheit (Diabetes mellitus), Fettstoffwechselstörungen (z. B. zu hohe Cholesterinwerte), Blutgerinnungsstörungen?
- Leiden Sie unter einer der folgenden Erkrankungen: Thrombosen, Migräne, Herzerkrankungen, Fettstoffwechselstörungen, Bluthochdruck, Zuckerkrankheit (Diabetes mellitus), Lebererkrankungen?
- Haben Sie Übergewicht?
- Rauchen Sie und wenn ja, wie viele Zigaretten täglich?
- Wie haben Sie bisher verhütet?
- Waren Sie schon einmal schwanger (Geburten, Fehlgeburten, Schwangerschaftsabbrüche, Eileiterschwangerschaften)?
- Hatten Sie während den Schwangerschaften Komplikationen?
- Nehmen Sie regelmäßig Medikamente; nehmen Sie regelmäßig Drogen oder Alkohol zu sich?
- Wann hatten Sie Ihre erste Menstruation, wie ist Ihr Zyklus (normal, schmerzhaft, Zwischenblutungen, bleibt manchmal aus)?
- Leiden Sie manchmal unter Brustspannen oder Ausfluss?
- Hatten Sie Operationen?
- Wurde bei Ihnen eine Röntgen- oder Ultraschalluntersuchung der Brust durchgeführt (Mammographie oder Sonographie)? Hat man dabei eine Auffälligkeit entdeckt?

*Mindestens einmal im Jahr zur Kontrolluntersuchung: Ehrensache für jede Frau, die hormonell verhütet!*

Ganz wichtig für die Anwendung der Pille ist, dass die Kontrolluntersuchungen mindestens einmal im Jahr wahrgenommen werden. Es ist nicht damit getan, sich nur das neue Rezept abzuholen. Auch wer schon jahrelang ohne Probleme mit der Pille verhütet, muss sich regelmäßig durchchecken lassen und die Krebsvorsorgeuntersuchungen in Anspruch nehmen.

## Die Pille für ganz junge Frauen

Gerade junge Frauen verhüten gerne mit der Pille, weil sie die hohe Verhütungssicherheit schätzen, aber auch von den zusätzlichen Effekten profitieren. Schmerzhafte und starke Regel-

46

blutungen nehmen durch die Pille meist ab und durch gezielte Auswahl einer geeigneten Pille kann sogar die in diesem Alter so häufig auftretende Akne behandelt werden (siehe auch „Positive Zusatzeffekte der Pille").

Seit einigen Jahren gelten die niedrigdosierten Pillen oder Mikropillen wegen des geringeren theoretischen Risikos auch bei Jugendlichen als Mittel der Wahl. Die Minipille und Depotgestagen sind für Jugendliche nur in Ausnahmesituationen geeignet. Manchmal gehen junge Frauen noch etwas zu locker mit der Pille um, und Einnahmefehler kommen bei ihnen etwas häufiger vor. Auch ein Grund, weshalb die Minipille für sie nicht geeignet ist.

Neuer Trend bei Jugendlichen: Der „double dutch". Das Mädchen nimmt die Pille, der Junge verhütet mit Kondom. Das schützt nicht nur vor sexuell übertragbaren Krankheiten, sondern gibt zusätzliche Sicherheit.

### ▦ Müssen die Eltern mit der Verordnung der Pille an ihre Tochter einverstanden sein ?

Bei Mädchen unter 14 Jahren müssen die Eltern auf jeden Fall der Verordnung zustimmen. Zwischen 14 und 16 Jahren darf der Arzt beurteilen, ob das Mädchen in der Lage ist, die Tragweite seiner Entscheidung zur Verhütung mit der Pille zu erkennen. Ab 16 Jahren haben die Eltern keinen Einfluss mehr. Jetzt ist der Arzt den Eltern gegenüber sogar zur Verschwiegenheit verpflichtet.
Die gesetzlichen Krankenkassen unterstützen Jugendliche, indem sie die Pille für Frauen unter 20 Jahren zahlen. Ab 18 wird nur die Rezeptgebühr fällig. Kosten können jedoch auch für jüngere Mädchen anfallen, wenn der Arzt ihnen eine Pille verordnet, die den Festbetrag der Kassen überschreitet.

## Die Pille für Frauen zwischen 18 und 40 Jahren

Grundsätzlich sollte bei der Erstverordnung ein Präparat ausgewählt werden, das eine möglichst niedrige Östrogendosis enthält. Die so genannten Mikropillen werden auch von den Frauen vertragen, die vorher immer mit den höher dosierten Pillen verhütet haben. Für das geringere allgemeine Risiko werden die zu Beginn der Einnahme häufiger vorkommenden Zwischenblutungen jedoch von vielen Frauen bereitwillig in Kauf genommen.

47

■ **Bei diesen Erkrankungen oder Ereignissen müssen Sie die Pille sofort absetzen:**

- Schwangerschaft
- Beschwerden, die auf Durchblutungsstörungen im Kopf hinweisen, wie:
  - Erstmaliges Auftreten oder Verschlimmerung von starken Kopfschmerzen oder Migräne
  - Flüchtige zerebrale Attacken (etwa kurze Schwindelanfälle, Ohnmachten, Absencen)
- Akute Sehstörungen
- Venenentzündungen oder Thrombosen
- Oberbauchschmerzen (Lebererkrankungen?)
- Starker Blutdruckanstieg
- Vergrößerung von bestehenden Myomen (gutartige Geschwulste der Gebärmutter)
- 4 Wochen vor einer geplanten Operation, nach der schon jetzt abzusehen ist, dass für eine gewisse Zeit Bettruhe eingehalten werden muss (bei der Vorbesprechung zur Operation mit dem Operateur abklären)
- wenn eine längere Ruhigstellung nötig ist (z.B. nach einem Unfall)

Trotz der nun jahrzehntelangen Erfahrung mit der Pille gibt es keine Hinweise darauf, dass die spätere Fruchtbarkeit durch die frühe Einnahme von Hormonen beeinträchtigt wird.

Der Arzt sollte Sie gründlich über Sicherheit, Risiken, Begleiterscheinungen und Nebenwirkungen aufklären. Insbesondere auf die Möglichkeit von Zwischenblutungen in den ersten Einnahmezyklen sollte hingewiesen werden. Falls solche auftreten, sind trotzdem die ersten drei Zyklen abzuwarten, bevor man das Präparat wechselt. Meist hat sich in diesem Zeitraum der Zyklus stabilisiert. Höher dosierte Präparate, insbesondere Zweiphasenpräparate, sind in dieser Altersgruppe vor allem bei wiederkehrenden starken Zwischenblutungen geeignet.

## Die Pille für Frauen über 40

Mit 40 hat eine Frau noch gut 6 fruchtbare Jahre vor sich. Zwar nimmt die Wahrscheinlichkeit schwanger zu werden jetzt kontinuierlich ab, die Risiken durch eine ungewollte Schwangerschaft oder einen Schwangerschaftsabbruch steigen rapide an. Eine zuverlässige, verträgliche Verhütungsmethode ist also gerade jetzt wichtig. Obwohl andere Methoden wie die Spirale oder die Sterilisation in dieser Altersgruppe echte Alternativen darstellen, wollen einige Frauen auch jetzt nicht auf die gewohnte Pilleneinnahme verzichten.

Die Risikofaktoren nehmen jetzt immer mehr zu. Doch können nach gründlicher Abklärung aller gesundheitlichen Gefahren auch Frauen über 40 noch hormonell verhüten. Aber bitte nur mit niedrig dosierten Ovulationshemmern.

Wenn keine gesundheitlichen Risiken dagegensprechen, wie Übergewicht, Störungen des Fettstoffwechsels (zu hohes Cholesterin) oder Thromboembolien, können Frauen über 40 durchaus von dem Zusatznutzen niedrig dosierter oraler Kontrazeptiva profitieren: stabiler Zyklus, Verbesserung von Zyklusbeschwerden und prämenstruellem Syndrom, und vor allem Ausgleich von Östrogenmangelerscheinungen vor den Wechseljahren. Minipille und Depotgestagen sind in diesem Alter nicht mehr geeignet.

Ab dem 45. Lebensjahr sollte endgültig auf andere Verhütungsmittel umgestiegen werden, besonderes wenn die Frau raucht und nicht darauf verzichten möchte.

Spätestens ab 35 heißt es: Rauchen oder Pille. Beides zusammen ist jetzt zu gefährlich. Das Risiko für Thrombosen steigt dadurch rapide an.

## Für wen ist die Pille nicht geeignet?

Die Pille ist das am meisten erforschte Verhütungsmittel. Ihre verhütenden Wirkungen sind eindeutig geklärt. Für ihre sonstigen Wirkungen auf den Körper trifft das allerdings noch nicht ohne Einschränkungen zu. Deshalb sind verantwortungsbewusste Ärzte mit der Verordnung der Pille auch oft eher übervorsichtig. Hat eine Patientin eine Erkrankung, die zu den absoluten Gegenanzeigen (Kontraindikationen) zählt, wird er ihr auf keinen Fall die Pille verschreiben. Bei Vorliegen von Risikofaktoren, die zu den relativen Kontraindikationen gehören, wird er sie besonders gründlich beraten und zudem engmaschiger überwachen.

In letzter Zeit wurde besonders kritisch über die Pillen mit den Gestagenen der 3. Generation, Desogestrel oder Gestoden berichtet. Wegen des bei diesen Präparaten festgestellten erhöh-

49

## Die häufigsten absoluten und relativen Kontraindikationen für hormonelle Verhütung

### Absolute Kontraindikationen:

- akute oder chronische Lebererkrankungen
- Störungen der Gallensekretion
- Frühere oder bestehende thromboembolische Erkrankungen: Venenthrombosen, Schlaganfall, Herzinfarkt
- Erkrankungen der Blutgefäße
- Thromboseneigung in der Familie
- Lupus erythematodes (Autoimmunkrankheit)
- Durchblutungsstörungen
- Schwer einstellbarer Bluthochdruck
- Schwerer Diabetes mellitus (Zuckerkrankheit)
- Schwer behandelbare erhöhte Triglyzeridwerte im Blut (z. B. Cholesterin)
- Tumore der Brust
- Ungeklärte Blutungen
- Angeborene Blutgerinnungsstörung (Faktor V-Mangel, so genannte Leiden-Mutation)

### Einige relative Kontraindikationen:

- Rauchen
- Übergewicht
- Bluthochdruck
- Stillzeit
- Erkrankungen von Leber, Galle, Herz oder Nieren
- Diabetes mellitus
- Myome des Uterus
- Karzinom an Uterus oder Gebärmutterhals
- Kunststoffprothesen

ten Thromboserisikos werden Pillen mit diesen Gestagenen möglichst nicht an ganz junge Frauen oder an Frauen, die zu Risikogruppen zählen verordnet.

Wer jedoch schon mit einer Pille aus dieser Gruppe (z. B. Lovelle, Marvelon, Femovan, Minulet, Leios oder Minisiston) verhütet und diese auch gut verträgt, der braucht sie nicht abzusetzen. Sie sollten lediglich die Kontrolluntersuchungen regelmäßig in Anspruch nehmen.

## Einnahme der Pille

Die Sicherheit jeder Verhütungsmethode hängt von der Genauigkeit ihrer Anwendung ab. Die Pille muss jeden Tag eingenommen werden. Verzeihen die klassischen Präparate noch Verschiebungen von 12 Stunden, ohne an Sicherheit einzubüßen, so sind es bei Zweiphasenpillen nur noch 6 Stunden Verspätung, die man sich erlauben kann. Die Minipille muss sogar möglichst immer zur gleichen Stunde eingenommen werden. Um maximal 1–2 Stunden darf man die Einnahme verschieben, ohne den Verhütungsschutz zu riskieren. Ausnahme: die neue Minipille Cerazette „verzeiht" größere Abweichungen.

Haben Sie die Einnahme der Pille einmal über den Toleranzzeitraum hinaus vergessen, nehmen Sie die restlichen Pillen dennoch weiterhin ein, um eine vorzeitige Blutung möglichst zu vermeiden. In diesem Zyklus sollten Sie dann zusätzlich mit Kondom verhüten.

*Benutzen Sie vorsichtshalber zusätzliche Verhütungsmittel, wenn Sie die Pillen-Einnahme vergessen haben.*

Bei der Einnahme von Präparaten, die 21 oder 22 Tabletten pro Packung enthalten, kann es leicht zu Einnahmefehlern kommen, wenn der Start der neuen Packung, der immer am gleichen Wochentag erfolgen soll, verpasst wird. Die Hersteller einiger Präparate gehen darauf ein und bieten Pillenpackungen mit 28 Tabletten an, von denen die letzten 7 keine Hormone enthalten. So ist eine große Fehlerquelle ausgeschlossen.

Bei erstmaliger Anwendung der Pille oder auch beim Wechsel von einem hoch dosierten auf ein niedrig dosiertes Präparat oder von Ein- auf Zweiphasenpräparate, beginnt man mit der Einnahme am ersten Tag der Menstruation. Auf diese Art und Weise besteht bereits im ersten Zyklus der volle Verhütungsschutz und es braucht kein zusätzliches Verhütungsmittel (Kondom) verwendet zu werden. In den folgenden Zyklen erfolgt die Einnahme dann unabhängig von der Dauer der Blutung nach Vorschrift der Packungsbeilage.

*Verhütungsschutz von Anfang an.*

## Wohlbefinden ohne Regel – Menstruationskomfort

Wie bereits im Kapitel „Wie wirkt die Pille?" erwähnt, ist das monatliche Aussetzen der Hormoneinnahme zur Einleitung einer Entzugsblutung aus medizinischer Sicht nicht notwendig. Es spricht nichts dagegen, bei der Pille ganz auf das einnahmefreie Intervall, beziehungsweise auf die Einnahme der letzten 7 Tabletten ohne Wirkstoff zu verzichten, und sie kontinuierlich über einen längeren Zeitraum einzunehmen.

Was vielen als bequeme Methode für ungetrübte Urlaubsfreuden bekannt ist, bezeichnet man als Langzeitmethode. Ein solches Vorgehen kann sogar physiologisch sehr günstige Auswirkungen haben, etwa bei Frauen mit chronischem Eisenmangel oder prämenstruellem Syndrom.

## Pillenpause – notwendig oder sogar gefährlich?

Die ständige Ennahme der Pille kann keinen anhaltenden Schaden verursachen.

Früher wurde empfohlen, die Einnahme der Pille in jährlichen Abständen für einige Zyklen zu unterbrechen. Dieser Vorsichtsmaßnahme lag die Befürchtung zugrunde, eine durch die Hormoneinnahme dauerhafte Unterdrückung der zentralen Schaltstellen der Zyklusregulation könnte anhaltenden Schaden verursachen und zu Sterilität führen. Diese Befürchtung konnte nicht bestätigt werden, im Gegenteil. Viele Frauen wurden während der Pillenpause unerwünscht schwanger, weil sie nicht damit rechneten sofort wieder fruchtbar zu sein.

Für verschiedene Stoffwechselvorgänge bedeuten die Unterbrechungen der hormonellen Verhütung sogar einen großen Stress. So ist beispielsweise die Gefahr für Thrombosen in dieser Zeit erhöht, wie man es vom Absetzen von Ovulationshemmern unmittelbar vor Operationen weiß.

## Wie lange kann man hormonell verhüten?

Manche Frauen haben mehr als 20 Jahre mit der Pille ohne gesundheitlichen Schaden verhütet. Trotz dieser guten Erfahrungen ist dazu aber nicht zu raten. Das Vorkommen gutartiger Lebertumore steigt beispielsweise mit der Dauer der Einnahme an. Ein ähnlicher Zeitfaktor wird auch für Brusttumore diskutiert. Vorsichtshalber sollten Sie die hormonelle Verhütung nicht länger als nötig ausdehnen.

Die Risiken hormoneller Empfängnisverhütung nehmen ab dem 45. Lebensjahr erheblich zu. Spätestens jetzt ist der richtige Zeitpunkt, auf ein anderes Verhütungsmittel (Sterilisation, Barrieremethoden, Spirale für die Wechseljahre) umzusteigen.

# Wechselwirkungen mit Medikamenten und andere Einflüsse auf die Wirksamkeit

Die Wirkstoffe der oralen hormonellen Verhütungsmittel, werden im Darm aufgenommen. Nach Einnahme der Pille dauert es ungefähr 2 Stunden, bis sie vollständig resorbiert ist. Bei Erkrankungen des Magens oder des Darms kann die Aufnahme und die Wirksamkeit der Pille vermindert sein.

## Durchfall und Erbrechen

Schwerer Durchfall kann durchaus ein Grund für Pillenversagen sein. Bei Verhütung mit Sequenz- oder Dreistufenpräparaten können bakterielle Durchfallerkrankungen in der ersten Zykluswoche, Erbrechen innerhalb der ersten beiden Stunden nach Einnahme der Pille, die Empfängnissicherheit mindern.

Die Anwendung von Abführmitteln oder Antazida (Mittel gegen Magenübersäuerung) scheint keinen Einfluss auf die Pillenwirkung zu haben. Wer unter Zöliakie (Erkrankung des Dünndarms, bei dem das Gluten aus Getreide nicht verdaut werden kann) leidet, sollte nicht mit Gestagenen verhüten, da deren Wirkung durch diese Erkrankung vermindert sein kann. Auch ein so genannter jejuno-ilealer Bypass, eine Darmverkürzung

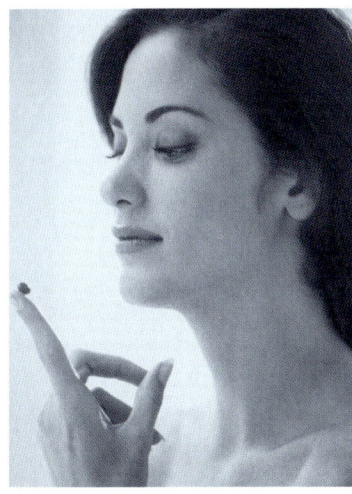

Vorsicht auf Reisen vor „Montezumas Rache", wenn Sie mit der Pille verhüten.

53

wegen Übergewicht kann den Gestagenspiegel verringern. Musste wegen Darmerkrankungen Teile des Dünndarms entfernt werden, hat dies keine Auswirkungen auf die Pillenwirkung.

## Die Pille und Medikamente

Immer wieder werden Frauen ungewollt schwanger, weil sie mit der Pille verhüten und gleichzeitig Medikamente einnehmen. Die Liste der Medikamente, die die Wirkung der Pille herabsetzen, ist lang und kann hier nicht in aller Ausführlichkeit behandelt werden. Wir können im Rahmen dieses Buches nur allgemeine Empfehlungen geben: Bei kurzfristiger Behandlung

Lassen Sie sich unbedingt von Ihrem Arzt beraten, wenn Sie mit der Pille verhüten und Medikamente einnehmen müssen.

## Beispiele einiger Medikamente, die die Wirkung der Pille gefährden

### Antibiotika

Rifampicin, Ampicillin, Phenoxmethylpenicillin, Oxacillin, Amoxicillin, Tetracyclin, Cefalexin, Chloramphenicol, Erythromycin, Metronidazol

### Mittel gegen Epilepsie

Phenobarbital, Methylphenobarbital, Primidon, Phenytoin, Carbamazepin, Ethosuximid, Methosuximid, Valproinsäure

### Schmerzmittel, Rheumamittel

Phenylbutazon, Oxyphenbutazon, Aspirin, Phenazon, Aminophenazon, Phenacetin
Von den häufig angewendeten Schmerz- und Fiebermitteln Ibuprofen und Paracetamol sind keine Interaktionen bekannt.

### Pilzmittel

Griseofulvin

### Beruhigungsmittel (Tranquilizer, Neuroleptika, Sedativa) und Antidepressiva

Die meisten Beruhigungsmittel und Antidepressiva schwächen zwar die Wirkung von Östrogen und Gestagen ab, es kam aber durch Einnahme dieser Mittel und hormoneller Verhütung nicht zu Schwangerschaften.

mit Medikamenten (besonders mit Antibiotika oder Schmerz-mittel) sollten Sie besser zusätzlich mit Kondom verhüten. Achten Sie auf die Hinweise im Beipackzettel der Medikamente.

Sollte es nötig werden, dass Sie längerfristig Medikamente brauchen, kann das Risiko vermindert werden, wenn Sie bei der Verhütung auf ein niedrig dosiertes monophasischen Kombinationspräparat mit starker Gestagenkomponente umsteigen und dieses kontinuierlich, also ohne Pause einnehmen. Falls das Medikament dann die Wirkung der Östrogenkomponente hemmt, ist noch der Minipilleneffekt durch das Gestagen gegeben.

## Einfluss hormoneller Verhütungsmethoden auf Medikamente

Umgekehrt können natürlich auch hormonelle Verhütungsmittel die Wirkung bestimmter Medikamente beeinflussen. Bekannt ist beispielsweise die Wirkungsverstärkung durch Östrogene auf Imipramin, ein Antidepressivum.

Auch hier gilt: Sagen Sie Ihrem behandelnden Arzt, dass Sie mit Hormonen verhüten und beachten Sie die Hinweise in der Packungsbeilage der Medikamente.

# Die Pille kann mehr als verhüten

Ursprünglich wurden orale Ovulationshemmer als Medikamente zur Behandlung von Menstruationsbeschwerden zugelassen. Und daran hat sich nichts geändert. Starke, schmerzhafte oder unregelmäßige Blutungen bessern und harmonisieren sich fast immer durch die Einnahme eines Östrogen-Gestagen-Präparates. Auch wer unter einem seelischen Formtief vor der Periode leidet oder Monat für Monat sogar eine richtige prämenstruelle Depression durchmacht, wird von der hormonellen Verhütung profitieren. Vielleicht sollten diese Frauen sogar einmal ausprobieren, wie es ihnen bekommt, wenn sie die monatliche Entzugsblutung ausfallen lassen und ihre Pille durchgehen ohne Pause nehmen (siehe auch Langzyklusmethode).

Gute Zykluskontrolle mit leichterer Menstruation.

Keine Klagen vor
den Tagen

Migränepatienten vertragen meist ein gestagenbetontes Präparat besser. Spezialisten sind die Pillen, die gezielt gegen Akne und fettige Haare wirken. Durch die Kombination von Östrogen mit speziellen Gestagenen, erhalten Frauen ein sicheres Verhütungsmittel und etwas gegen ihre kosmetischen Probleme. Beispiele sind Diane-35 (mit dem Gestagen Cyproteronacetat), Belara (mit dem Gestagen Chlormadinonacetat), Valette (mit dem Gestagen Dienogest) oder Neo-Eunomin (mit dem Gestagen Chlormadinonacetat) .

Wieder mehr Lust
an der Liebe

**Die neuen Superpillen:**
machen schön, schlank
und glücklich

Es gibt auch Dreistufenpillen, die Gestagene enthalten, die ausgleichend auf die Haut wirken. Durch ihre abgestuften Hormonkonzentrationen sind sie den natürlichen Körperabläufen angepasst und bieten bei guter Zykluskontrolle ein geringes Risiko unerwünschter Nebenwirkungen (z. B. Novial, Trinordiol).

Die neuen Mikropillen Yasmin und Petibelle enthalten das Gestagen Drospirenon, das neben einer günstigen Wirkung bei leichter Akne auch noch schlank halten soll. Jedenfalls steuert Drospirenon der durch Östrogen begünstigten Wassereinlagerung im Gewebe entgegen und ist für Frauen geeignet, die zu Ödemen neigen. Auch bei Depressionen helfen die neuen Mikropillen, das Gestagen hellt wie natürliches Progesteron eine trübe Stimmung auf.

# Die Pille und das Krebsrisiko

Unter Anwendung der
Pille ist das Risiko für
Krebs an den Eierstöcken
und er Gebärmutter-
schleimhaut erniedrigt.
Das Risiko für Brustkrebs
leicht erhöht.

Ein sehr sensibles Thema seit es die Pille gibt. Von Anfang an wurden Frauen mit ganz unterschiedlichen Informationen konfrontiert: „Die Pille macht Krebs." „Die Pille schützt vor Krebs". Trotz aller Entwarnungen bleibt doch ein Rest von Skepsis.

Zuerst die guten Neuigkeiten: Die Pille verringert die Rate von Krebs an den Eierstöcken bei einer Einnahmedauer von weniger als einem Jahr um 30 bis 40 Prozent, nach 10 Jahren sogar um 80 Prozent. Ähnliches gilt für Krebs an der Gebärmutterschleimhaut. Als Grund wird die „Ruhigstellung" dieser Organe durch die Pille angesehen. Jeder Eisprung hinterlässt eine winzige Narbe am Eierstock, an der sich das Gewebe bösartig verändern kann. Für die Gebärmutterschleimhaut ist es positiv, dass sie unter Gestageneinfluss nur schwach aufgebaut wird.

Die Häufigkeit von Tumoren am Gebärmutterhals (Zervixkarzinom) steigt während der Pilleneinnahme etwas. Ob daran die Veränderungen durch die Pille beteiligt sind (Verdickung des Schleims) oder ob Frauen, die mit der Pille verhüten häufiger Geschlechtsverkehr (auch mit wechselnden Partnern) haben und dadurch eher eine Infektion mit Papillomaviren bekommen, ist noch unklar. Tumore am Gebärmutterhals können durch Kontrolluntersuchungen beim Frauenarzt im frühen Stadium erkannt werden und haben dann gute Heilungschancen.

Studien über Brustkrebs bei Einnahme der Pille kamen zu widersprüchlichen Ergebnissen. Insgesamt zeigte sich, dass die Brustkrebsrate während deren Einnahme, im Vergleich zu Frauen, die nicht mit Pille verhüten, minimal erhöht ist. Nach Expertenansicht sollte das aber kein Grund sein, auf die Pille zu verzichten, denn: In der Altersgruppe, in der Frauen hormonell verhüten, kommt Brustkrebs nur selten vor. Auch gutartige Wucherungen der Brustdrüse sind bei Frauen, die die Pille nehmen, seltener.

## Vorsicht Baby kommt! – Was geschieht, wenn hormonelle Verhütungsmittel abgesetzt werden?

Sie haben jahrelang hormonell verhütet und möchten nun ein Baby? Wann Sie nach Absetzen der Verhütung schwanger werden können ist vom verwendeten Verhütungsmittel abhängig. Nach Absetzen von Pille oder Minipille oder nach Entfernen eines Hormonimplantats können Sie im Prinzip sofort schwanger werden ohne eine Wartezeit einzuhalten. Viele Frauen werden schon im folgenden Zyklus schwanger. Es kann aber auch einige Zyklen dauern, bis zum normalen Eisprung. Haben Sie mit Depotgestagenen (Dreimonatsspritze) verhütet, brauchen Sie mehr Geduld. Das im Körper angereicherte Gestagen muss sich erst abbauen, damit die normale Fruchtbarkeit eintreten kann.

Nach Absetzen der Pille können Sie sofort wieder schwanger werden.

57

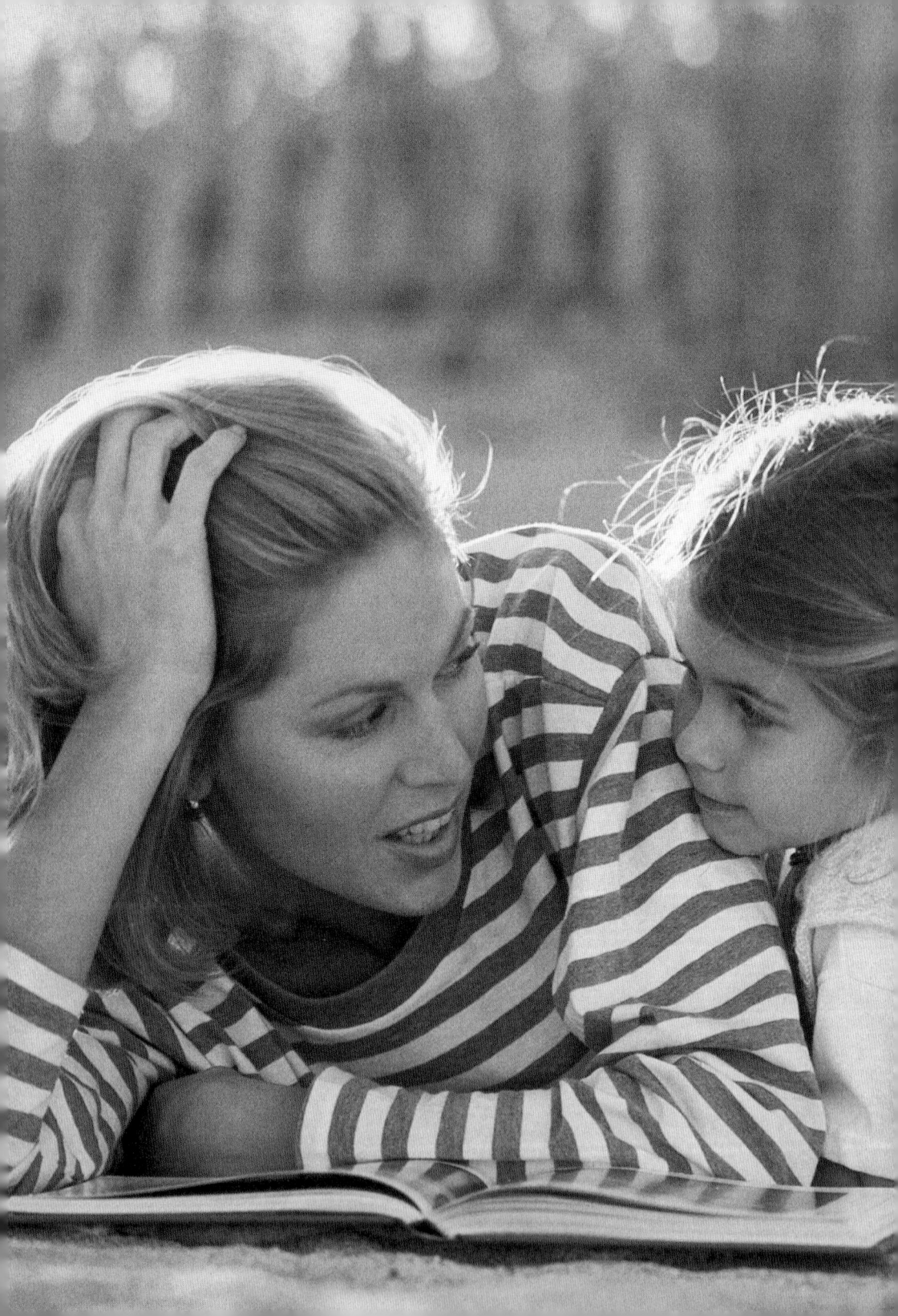

# Die Spirale –
# Das Intrauterinpessar

Wer auf Hormone verzich-
ten möchte, nicht täglich
an die Einnahme der Pille
denken mag, und einen
kleinen Eingriff beim
Frauenarzt nicht scheut,
für den bietet sich als
Verhütungsmethode die
Spirale an.

Ein kleiner Eingriff beim Frauenarzt und das Problem Verhütung ist für mehrere Jahre gelöst. Für viele Frauen, die sich nicht täglich mit dem Thema beschäftigen möchten, ist dies eine günstige Verhütungsvariante.

Die Spirale ist ein seit den 60er Jahren weit verbreitetes Langzeitverhütungsmittel. Die medizinische Bezeichnung Intrauterinpessar (IUP) leitet sich von den griechischen Ausdrücken intrauterin = in der Gebärmutter und pessos = Stein ab und hat mit der überlieferten Herkunft des Intrauterinpessars zu tun. Heute wird allerdings kein Stein mehr in die Gebärmutter eingelegt, sondern eine Kunststoffeinlage, die es in verschiedenen Größen und Formen gibt. Die ersten häufiger verwendeten IUPs hatten noch die Form einer Spirale, und aus dieser Zeit kommt auch noch die umgangssprachlich gebräuchliche Bezeichnung „Spirale".

Der umgangssprachliche Ausdruck „Spirale" wird medizinisch als Intrauterinpessar (IUP) bezeichnet. Die internationale Bezeichnung lautet IUD oder IUCD nach dem englischen Begriff Intra-Uterin-Contraceptive Device.

Neben allen Vorteilen der Spirale sind auch einige durchaus ernstzunehmende Nebenwirkungen und Komplikationen beim Einsatz der Spirale bekannt, weshalb auch diese Art der Verhütung nicht für alle Frauen gleichermaßen gut geeignet ist und unbedingt eine gründliche und ausführliche Beratung durch den Frauenarzt erfordert.

Drei grundsätzlich verschiedene Typen von Intrauterinpessaren sind heute erhältlich:

- Wirkstofffreie Spiralen (z.B. Lippes Loop) haben eine rein mechanische Wirkung

- Kupferspiralen (z.B. Kupfer-T, Multiload Cu 250, Nova T) wirken durch abgegebene Kupferteilchen (Ionen)

- Hormonspiralen (Intrauterinsystem) geben kleine Mengen Gestagen ab

Wirkstofffreie Spiralen sind kaum noch von Bedeutung. Die heute verwendeten Kupferspiralen erreichen eine Verhütungssicherheit, die kaum der der Pille nachsteht – die Hormonspiralen sind sogar genauso sicher wie die Pille oder eine Sterilisation.

60

## Spirale

Sie haben schon seit vielen Jahren verhütet? Tag für Tag immer daran gedacht, die Pille zu nehmen, Ihre Temperatur zu messen? Und nun möchten Sie endlich einfach mal ganz los lassen?

Sie möchten weiterhin sicher verhüten, aber nicht mehr täglich daran denken?

Sie möchten mehr auf ihre Gesundheit achten und keine Hormone schlucken?

Sie möchten sich den Wunsch nach einem (weiteren) Kind offen lassen?

Eine Langzeitverhütungsmethode wie die Spirale wäre für Sie wahrscheinlich sehr gut geeignet.

Sie haben schon mal eine Spirale ausprobiert und sind dann allerdings wegen starker Menstruationsblutungen wieder auf andere Verhütungsmittel umgestiegen?

Dann wäre wohl die neue Hormonspirale Mirena richtig für Sie. Diese gibt täglich eine geringe Menge Gestagen ab, das nur örtlich in der Gebärmutter wirkt. Der restliche Körper der Frau bleibt weitgehend unbelastet von Hormonen. Dabei ist die Mirena so sicher wie eine Sterilisation. Und wenn Sie später dann doch noch ein Baby haben möchten, können Sie bei der nächsten Menstruation die Spirale entfernen lassen und bereits im nächsten Zyklus schwanger werden.

Nur Frauen, die häufig unter Unterleibsentzündungen leiden oder Myome haben, dürfen nicht mit der Spirale verhüten.

Wenn Sie sehr starke und schmerzhafte Menstruationsblutungen haben, sollten Sie nicht mit einer Kupferspirale verhüten, eine Hormonspirale kann sich in diesen Fällen aber positiv auswirken.

### Vor- und Nachteile auf einen Blick

#### Kupferspirale
- Sehr sichere Langzeitverhütung
- Keine Hormone
- Besonders geeignet für Frauen, die schon ein Kind haben
- Auch in der Stillzeit geeignet (6–8 Wochen nach der Geburt)
- Nach Entfernung der Kupferspirale kann sofort wieder eine Schwangerschaft eintreten
- Die Menstruation kann eventuell stärker werden
- Schützt nicht vor sexuell übertragbaren Erkrankungen

#### Hormonspirale Mirena
- So sicher wie eine Sterilisation
- Nach Entfernung der Hormonspirale Mirena kann sofort wieder eine Schwangerschaft eintreten
- Hormone (Gestagen) wirken nur in der Gebärmutter
- Ist auch für die Frauen geeignet, die keine Östrogene nehmen dürfen
- Auch in der Stillzeit geeignet (6–8 Wochen nach der Geburt)
- Kein erhöhtes Infektionsrisiko
- Die Menstruation wird schwächer oder kann unter Umständen sogar auch ganz ausbleiben
- Während der ersten Anwendungsmonate können vorübergehen Nebenwirkungen auftreten, wie beispielsweise Kopfschmerzen, Spannen der Brust und auch Hautprobleme

### ▪ Anekdote oder wahre Überlieferung?

Angeblich verdanken wir die effektive Verhütungsform des Intrauterinpessars arabischen und türkischen Kameltreibern. Auf langen Karawanenzügen sollen sie ihren Kamelstuten kleine Steine in den Uterus eingeführt haben, um Trächtigkeiten zu verhindern. Daher auch der Name Intrauterin(= in der Gebärmutter)-Pessar (pessos = Stein). Die umgangssprachliche Bezeichnung Spirale wurde durch die Form der ersten gebräuchlichen Intrauterinpessare geprägt.

# Wirkstofffreie Intrauterinpessare

Nachdem man jahrzehntelang mit den unterschiedlichsten Materialien wie Hartgummi, Seide, Perlmutt, Messing, Stahl, Silber oder Gold experimentierte, werden seit den 60er Jahren IUPs aus Kunststoffen (Polyethylen, Polypropylen) hergestellt. Diese Materialien besitzen eine körperverträgliche Oberfläche und verursachen weniger Entzündungen. Außerdem sind sie so elastisch und biegsam, dass sie die Verformungen beim Einsetzen unbeschadet überstehen.

Über 60 verschiedene wirkstofffreie IUPs wurden bisher entwickelt. Für die Empfängnisverhütung haben sie oft nur noch historischen Wert. Lediglich die Lippes Loop, ein mehrfach S-förmig gewundenes Stäbchen, nach dem der Namen „Spirale" geprägt wurde, wird gelegentlich noch bei Frauen mit besonders großer Uterushöhle oder bei Kupferallergien verwendet; in Deutschland sind diese Pessare nicht mehr im Handel.

# Kupferspiralen

Pearl-Index für
Kupferspiralen: 0,2-2

Die schwangerschaftsverhütende Wirkung von Schwermetallen, insbesondere Kupfer, wurde im Tierexperiment herausgefunden. Aus Erfahrung mit den wirkstofffreien Spiralen wußte man, dass sie um so sicherer sind, je größer ihre Oberfläche ist. So entwickelte man Intrauterinpessare, die mehr oder weniger

T-förmig geformt sind. Zwei horizontale (gerade oder gebogene) Ärmchen sind mit einem vertikalen Schenkel verbunden, der mit einem dünnen Kupferdraht umwickelt wurde und so eine große Oberfläche mit einem ausreichend großen Kupferdepot für eine lange Liegedauer erhielt. Am unteren Ende des Schenkels sind kurze Kontrollfädchen befestigt.

## Doppelter Verhütungseffekt durch Kupfer

Eine Kupferspirale gibt kontinuierlich kleinste Mengen Kupfer ab. Während man früher den von den Kupferspiralen abgegebenen Kupferionen die schwangerschaftsverhütende Wirkung zuschrieb, weiß man jetzt, dass in erster Linie die Veränderungen, die die Kupferteilchen in Gebärmutter und Eileitern hervorrufen, eine Schwangerschaft verhindern.

Durch den Einfluss von Kupfer wird die Befruchtung eines Eies verhindert. Falls doch ein Ei befruchtet wird, kann es sich nicht in der Gebärmutter einnisten.

Die Kupferionen breiten sich in der Gebärmutter und den Eileitern aus und verändern die Zusammensetzung der Sekrete sowie den Aufbau der Gebärmutterschleimhaut. Diese Veränderungen haben eine doppelte verhütende Wirkung:

In diesem Milieu können sich Spermien, denen es gelingt den Schleimpfropf im Gebärmutterhals zu durchdringen, nicht so gut zum Ei hin bewegen und sind in ihrer Ausreifung gestört. Im Allgemeinen kommt es dadurch erst gar nicht zu einer Befruchtung.

Sollte es trotzdem einmal ein besonders fittes Spermium zur Eizelle schaffen und sie befruchten, kann sich das Ei nicht in der veränderten Gebärmutterschleimhaut einnisten.

Die Veränderungen durch die Kupferionen bilden sich nach Entfernen der Spirale vollständig zurück. Schon im nächsten Zyklus nach Ziehen des IUP kann eine Schwangerschaft eintreten.

1- bis 2-mal jährliche Kontrolluntersuchungen erhöhen Ihre Sicherheit.

Die Sicherheit der Spirale hängt jedoch nur zum Teil vom Kupfergehalt ab. Wichtig ist vor allem die richtige Größe sowie die korrekte Lage in der Gebärmutter. Aus diesem Grund sind die regelmäßigen Kontrolluntersuchungen, bei denen die Lage der Spirale überprüft wird, so wichtig. Zwischendurch kann jede Frau zur Kontrolle das Fädchen, das in die Scheide hineinragt, ertasten. Aber keine Panik, wenn das Kontrollfädchen mal nicht mehr zu ertasten ist: es kommt zwar gelegentlich vor, dass eine

Spirale spontan (meist während der Menstruation) unbemerkt ausgestoßen wird, wesentlich häufiger ist jedoch nur das Kontrollfädchen in die Gebärmutter zurückgerutscht oder die Spirale hat ihre Lage in der Gebärmutter verändert. Die gefährliche Komplikation, dass die Spirale die Gebärmutterwand durchdringt und dann in die Bauchhöhle gelangt, kommt zum Glück nur sehr selten vor. Auf jeden Fall sollten Sie ihren Frauenarzt aufsuchen, wenn Sie das Kontrollfädchen nicht mehr ertasten können. Er kann mit einer Ultraschalluntersuchung feststellen, ob die Spirale noch in der Gebärmutter sitzt. Wenn Sie ganz sicher gehen möchten, sollten Sie bis zum Arztbesuch zusätzlich verhüten (etwa mit Kondom).

So kann eine Kupferspirale aussehen

## Einlegen und Entfernen einer Kupferspirale

Manche Frauen würden eigentlich gern mit der Spirale verhüten, haben aber Angst vor dem Einsetzen oder Ziehen, sei es, weil sie von anderen Frauen gehört haben, dass es schmerzhaft war oder weil sie selbst schon früher schlechte Erfahrungen gemacht haben. Schade eigentlich, denn erfahrene, behutsame Frauenärzte oder –ärztinnen können Spiralen ohne nennenswerte Schmerzen einsetzen oder entfernen.

Fragen Sie Ihren Arzt oder Ihre Ärztin, ob sie Erfahrung mit dem Einlegen von Intrauterinpessaren hat.

Das Einlegen einer Spirale ist rein rechtlich gesehen ein operativer Eingriff. Ihr Arzt oder Ihre Ärztin ist also zu einem Beratungsgespräch über die Wirkungsweise der Spirale, über mögliche Nebenwirkungen und Komplikationen sowie über die Sicherheit und Liegedauer verpflichtet. Eine genaue Befragung über Vorerkrankungen und Familiengeschichte sowie eine gynäkologische Untersuchung mit Zellabstrich vom Gebärmutterhals und von der Scheide dienen zum Ausschluss von Risikofaktoren oder Entzündungen.

## Wie wird die Spirale eingesetzt?

Die Spirale wird normalerweise während der Menstruationsblutung eingesetzt. Zu diesem Zeitpunkt ist der Muttermund weich und leicht geöffnet, das Applikationsröhrchen mit der Spirale kann leicht eingeführt werden, und die Frau ist mit Sicherheit nicht schwanger. Das Einlegen der Spirale kann auch in den ersten 48 Stunden nach einer Geburt erfolgen, normalerweise wartet man aber 6–8 Wochen nach der Geburt ab bis sich die Gebärmutter zurückgebildet hat.

Eine Narkose ist zum Einlegen der Spirale nicht erforderlich, die Muttermundlippen können jedoch örtlich betäubt werden, damit das notwendige Dehnen nicht schmerzhaft empfunden wird. Vor dem Einlegen der Spirale wird die Scheide desinfiziert und die Gebärmutter mit einer dünnen Sonde ausgemessen. Nach diesem Messwert wird der geeignete Spiraltyp ausgewählt. Die Spirale wird in zusammengefaltetem Zustand mithilfe eines dünnen Applikatorröhrchens in die Gebärmutter eingeführt und entfaltet sich beim Zurückziehen des Röhrchens. Der Kontrollfaden soll aus dem Gebärmutterhals herausragen und wird auf wenige Zentimeter eingekürzt.

Wie die gesamte Prozedur empfunden wird, hängt auch von der eigenen Einstellung ab. Wenn es der Frau gelingt locker und entspannt zu bleiben, wird sie kaum Schmerzen empfinden. Dies ist vor allem bei Frauen, die schon geboren haben, der Fall. Bei Frauen, die noch nicht geboren haben, können zum Teil starke krampfhafte Schmerzen während des Einlegens und einige Stunden danach auftreten. Sogar Kreislaufprobleme und Schwindelgefühle kommen vor.

*Der volle Verhütungsschutz ist sofort nach Einlegen der Spirale gewährleistet.*

Die korrekte Lage der Spirale kann mit Ultraschall überprüft werden. Einige Ärzte führen die erste Kontrolle direkt nach dem Einlegen durch, andere erst nach 2 Wochen. Weitere Kontrolluntersuchungen sollten halbjährlich, mindestens jedoch jährlich durchgeführt werden.

Der Kontrollfaden, der in die Scheide hineinragt, wird nor-

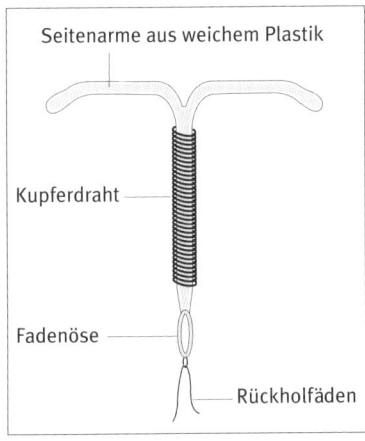

Seitenarme aus weichem Plastik

Kupferdraht

Fadenöse

Rückholfäden

Kupferspirale

Gehen Sie sofort zum Arzt bei
- Ungewohnten Blutungen
- Fieber unbekannter Ursache
- Unterleibsschmerzen

malerweise vom Partner beim Geschlechtsverkehr nicht gespürt. Falls doch, kann er vom Arzt noch etwas gekürzt werden. Tampons können weiterhin benutzt werden. Wenn der Kontrollfaden kurz genug ist kann die Spirale nicht beim Entfernen des Tampons mit herausgezogen werden.

## Wie wird die Spirale entfernt oder gewechselt?

**Achtung:** Nach Entfernen der Spirale kann schon im nächsten Zyklus eine Schwangerschaft eintreten!

Kupferspiralen haben eine begrenzte Liegedauer von 3 bis 5 Jahren. Hat sich eine Frau entschieden nicht mehr mit Spirale zu verhüten oder soll die Spirale gewechselt werden, kann diese jederzeit während der Menstruation nahezu schmerzlos gezogen werden.

Für die früher bei einem Spiralenwechsel empfohlene „Erholungspause" von einem Monat besteht kein physiologischer Grund. Man kann fortlaufend mit der Spirale verhüten ohne die spätere Fruchtbarkeit negativ zu beeinflussen.

## Wie lange kann eine Kupferspirale in der Gebärmutter bleiben?

Eine Spirale sollte nicht wesentlich länger als vom Hersteller empfohlen in der Gebärmutter bleiben, denn sie ist während der Liegezeit vielfältigen Veränderungen ausgesetzt. Die Spirale bleibt in der Gebärmutterhöhle nicht lange in ihrem „jungfräulichen" Zustand. Vielmehr wird sie von den verschiedensten Körpersubstanzen umhüllt und besiedelt, vergleichbar einem

●Empfohlene Liegezeiten für gebräuchliche Spiralen

| Spirale | Liegezeiten |
| --- | --- |
| Kupfer-T 200 | 36 bis 40 Monate |
| Multiload Cu 250 | 42 bis 48 Monate |
| Multiload Cu 375 | 60 Monate |
| Nova T | 60 Monate |
| Flexi T (Cu-Safe 300) | 36 bis 60 Monate |

66

Fremdkörper in einem Korallenriff. Durch diese „Verkrustungen" kann es zu Strangbrüchen in der Kupferumwicklung kommen, die die Sicherheit der Spirale beeinträchtigen können.

## Der Einfluss von Kupferspiralen auf die Menstruation

Durch eine Kupferspirale kann die Menstruation stärker werden oder länger andauern. Auch Regelschmerzen können sich verstärken oder erstmalig auftreten. Bei einigen Frauen kommt es zudem zu Zwischenblutungen. Diese typischen „Spiralenprobleme" bessern sich oft nach einigen Monaten. Sie treten bei älteren Frauen oder Frauen, die schon geboren haben deutlich seltener auf. Einige Frauen (ca. 8 Prozent) vertragen die Spirale jedoch nicht. Anhaltend schwere Blutungsstörungen oder auch starke Menstruationsschmerzen zwingen sie dazu, die Spirale schon im ersten Anwendungsjahr wieder entfernen zu lassen.

## Komplikationen und Nebenwirkungen

Das mögliche Auftreten von Entzündungen unter der Spirale, insbesondere bei jungen Frauen, die noch nicht geboren haben, ist ein unter Ärzten ständig kontrovers diskutiertes Thema. Es ist ein weiterer Grund dafür, dass manche Ärzte bei diesen Frauen die Spirale nicht zur Empfängnisverhütung empfehlen. Dazu muss aber vorausgeschickt werden, dass unabhängig von der Benutzung irgendeiner Verhütungsmethode jüngere Frauen überhaupt häufiger an Scheiden-, Gebärmutter- oder Eileiterentzündungen erkranken als Frauen, die schon ein oder mehrere Kinder geboren haben. Dieser Tatsache liegt möglicherweise ein unterschiedlicher Lebensstil und ein anderes Sexualverhalten zu Grunde, das auch mit der Anzahl intimer Partner zu tun hat.

Nachweislich können die beweglichen Spermien auf ihrem Wanderungsweg bis zur Eizelle im Eileiter auch Bakterien mitschleppen, die Entzündungen verursachen. Dies kann durch eine Kupferspirale nicht verhindert werden. Daher sind regelmäßige etwa halbjährliche gynäkologische Kontrolluntersuchungen erforderlich. Frauen, die unter akuten oder chronischen Unterleibsentzündungen leiden, dürfen nicht mit der Kupferpirale verhüten.

Die Wirkung der Kupferspirale ist im Wesentlichen örtlich begrenzt, also auf die Gebärmutter. Falls dennoch Spermien bis in die Eileiter gelangen sollten, ist die Möglichkeit einer Extruterinen Schwangerschaft – eine Einnistung im Eileiter oder in der Bauchhöhle – gegeben. Dies kann natürlich auch passieren, wenn keine Verütungsmittel benutzt werden.

Eileiter-oder Bauchöhlen-Schwangerschaft bei liegender Kupferspirale sind möglich, aber nicht häufiger als bei fehlendem Verhütungsschutz.

Frauen, die bereits einmal eine Eileiter-Schwangerschaft hatten, dürfen daher nicht mit einem Kupfer-IUP verhüten. Sie sollten besser Eisprung-blockierende Methoden wie die Pille, Implanon oder die Drei-Monats-Sprite

## Die Hormonspirale – Das Intrauterinsystem

Verhütung, an die man jahrelang nicht denken muss, die genauso zuverlässig ist wie eine Sterilisation, dabei aber voll reversibel, bequem in der Anwendung und gut verträglich, so wünschen sich Frauen die optimale Verhütungsmethode. Geht man von den guten Erfahrungen seit Einführung auf dem europäischen Markt aus, so kommt die Hormonspirale Mirena diesen Anforderungen sehr nahe.

Die Hormonspirale sieht äußerlich wie eine herkömmliche Spirale aus, sie vereinigt aber die Vorteile der hormonellen Verhütung mit denen der Kupferspirale. Der Begriff Intrauterinsystem (IUS), der für die Hormonspirale gebräuchlich ist, trägt dieser Besonderheit Rechnung.

Die Mirena ist so sicher wie eine Sterilisation: Pearl-Index 0,1.

Das IUS besteht wie die herkömmliche Spirale aus einem T-förmigen Kunststoffkörper, doch dort, wo bei der Kupferspirale die Kupferwindungen sitzen, enthält das IUS ein zylindrisches Depot mit dem synthetischen Gelbkörperhormon (Gestagen) Levonorgestrel. Dieses Hormon, das auch in der Minipille enthalten ist, wird durch eine Membran konstant in einer sehr geringen Dosierung freigesetzt. Durch die geringe Hormonmenge bleibt der körpereigene Hormonhaushalt weitgehend

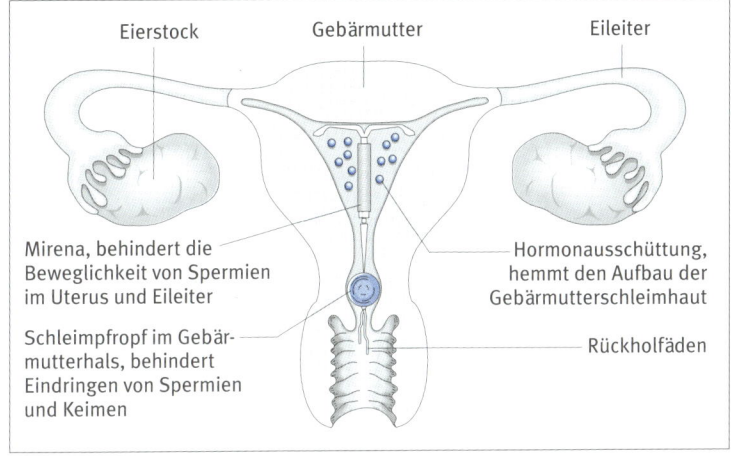

Eierstock  Gebärmutter  Eileiter

Mirena, behindert die Beweglichkeit von Spermien im Uterus und Eileiter

Hormonausschüttung, hemmt den Aufbau der Gebärmutterschleimhaut

Schleimpfropf im Gebärmutterhals, behindert Eindringen von Spermien und Keimen

Rückholfäden

Wirkungsweise der Spirale Mirena

unbeeinflusst, der Eisprung findet nach wie vor statt. Für die erwünschte lokale Wirkung ist sie jedoch ausreichend.

- Das Gestagen wirkt gleich auf drei Ebenen einer unerwünschten Schwangerschaft entgegen:

- Die Schleimproduktion im Gebärmutterhalskanal wird verändert. Der Schleim wird deutlich dicker und zäher und verhindert das Eindringen von Spermien in die Gebärmutter.

- Durch Veränderungen der Sekrete in der Gebärmutter und den Eileitern wird die Vitalität und Reifung eingedrungener Spermien herabgesetzt.

Sollte trotz allem eine Eizelle befruchtet werden, so ist ihre Einnistung unmöglich, weil der Aufbau der Gebärmutterschleimhaut unter dem Einfluss des Hormons stark abnimmt.

Eine positive Nebenwirkung des Schleimpfropfs: er bietet eine gute Barriere gegen aufsteigende Infektionen. Bakterien, die häufig auf den Spermien „huckepack" reiten, ist der Eintritt verwehrt. Entzündungen der inneren Geschlechtsorgane kommen bei Mirena-Anwenderinnen seltener vor als bei der Verwendung von Kupferspiralen oder anderen Verhütungsmethoden.

## Der Einfluss des Intrauterinsystems auf die Menstruation

Bei 20 Prozent der Frauen, die mit Mirena verhüten, bleibt die Menstruation nach der Umstellungsphase ganz aus. Die Ausgaben für Monatshygiene werden deutlich gesenkt oder fallen sogar ganz weg.

Der konstante Einfluss des Gestagens führt in der Gebärmutter zu einem immer schwächeren Aufbau der Schleimhaut. Im Laufe der Anwendung von Mirena werden die Menstruationsblutungen immer kürzer und schwächer. Nach einer Phase der Anpassung, in der häufig Schmier- und Zwischenblutungen auftreten, tritt im Schnitt nach einjähriger Anwendung nur noch an einem Tag im Monat eine schwache Blutung auf. Bei jeder 4. bis 5. Frau bleibt die Menstruation schließlich sogar ganz aus, was medizinisch unbedenklich ist. Auf diese Veränderungen und Anpassungsprobleme muss der Arzt seine Patientin in einem Beratungsgespräch gründlich vorbereiten. Ob eine Frau die Schmierblutungen in der ersten Anwendungszeit akzeptiert oder ob sie bei Ausbleiben ihrer Menstruation panisch reagiert, hängt von der sorgfältigen Vorbereitung und Aufklärung ab.

Auch unerwünschte Nebenwirkungen, die trotz der geringen Hormonkonzentrationen im Blut besonders in den ersten Anwendungsmonaten auftreten können, wie Kopfschmerzen, Brustspannen und Hautprobleme, werden eher akzeptiert, wenn die Frau von vornherein weiß, dass diese Probleme in der Regel nach einigen Monaten von selbst verschwinden.

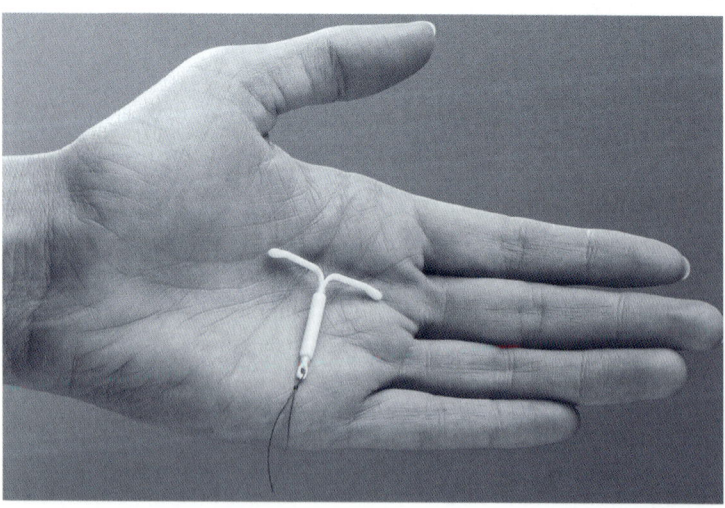

Hormonspirale Mirena

70

## Einlegen und Entfernen des Intrauterinsystems

Das Einlegen des IUS verläuft genauso wie bei den herkömmlichen Kupferspiralen. Der günstigste Zeitpunkt ist auch hier die Menstruation. Nach eingehender Beratung und Untersuchung wird festgestellt, ob keine medizinischen Gründe gegen das IUS sprechen. Ist dies nicht der Fall, wird das zusammengefaltete IUS mit Hilfe eines dünnen Applikatorröhrchens in die Gebärmutter eingeführt und entfaltet sich dort, wenn das Röhrchen zurückgezogen wird. Schließlich werden noch die Kontrollfäden auf die richtige Länge gekürzt.

**Achtung:** Nach Entfernen des IUS kann schon im nächsten Zyklus eine Schwangerschaft eintreten!

Wie auch beim Einsetzen der Kupferspirale kann es vorübergehend zu krampfartigen Schmerzen, wie bei einer schmerzhaften Monatsblutung, kommen. Hier hilft Entspannung und auch Wärme, Schmerzmittel sind normalerweise nicht notwendig. Kontrolluntersuchungen empfehlen sich nach der ersten Monatsblutung und später 1- bis 2-mal jährlich. Üblicherweise überprüft dann Ihr Arzt die Lage des IUS per Ultraschall.

Das IUS kann jederzeit entfernt werden. Tritt bei einer Frau im Laufe der Anwendung Kinderwunsch auf oder möchte sie doch lieber auf andere Verhütungsmethoden umsteigen, so ist dies jederzeit möglich. Die Veränderungen an der Gebärmutterschleimhaut bilden sich sehr schnell zurück. Schon im nächsten Zyklus nach Entfernen der Hormonspirale kann eine Schwangerschaft eintreten.

## Wie lange ist das IUS wirksam?

Der Hersteller gibt für Mirena eine Liegezeit von 5 Jahren an.

## Komplikationen und Nebenwirkungen des Intrauterinsystems

Während Kupferspiralen das Risiko für Infektionen der inneren Geschlechtsorgane erhöhen können, bietet das IUS durch die Bildung eines Schleimpfropfes im Gebärmutterhalskanal einen Schutz vor Infektionen. Das IUS ist daher auch für Frauen mit häufig wechselnden Geschlechtspartnern geeignet. Das Risiko

71

einer Eileiter- oder Bauchhöhlenschwangerschaft ist im Vergleich zu Frauen, die nicht verhüten, deutlich geringer. Frauen, die häufig zu bakteriellen Infektionen der Gebärmutter neigen, sollten lieber nicht mit dem IUS verhüten.

## Welche Frauen dürfen nicht mit Spirale verhüten?

Die Spirale ist für viele Frauen sicherlich ein geeignetes Verhütungsmittel. Einmal eingesetzt, braucht man sich, abgesehen von den Kontrolluntersuchungen, für einige Jahre nicht mehr um das Thema Verhütung zu kümmern. Es gibt jedoch Frauen, für die diese Art der Kontrazeption ungeeignet ist. Vor der Entscheidung zur Einlage einer Spirale, egal ob Kupferspirale oder Intrauterinsystem, hat der Frauenarzt deshalb eine Vielzahl von Kontraindikationen auszuschließen. Dazu gehören beispielsweise so naheliegende Gründe wie eine Eileiterschwangerschaft in der

### ■ Kontraindikationen für die Anwendung von Intrauterinpessaren

- Schwangerschaft
- Verdacht auf Schwangerschaft
- Eileiterschwangerschaft in der Vorgeschichte
- Gebärmutterfehlbildungen
- Besonders kleine oder besonders große Gebärmutter
- Lageanomalie der Gebärmutter
- Myome
- Entzündungen der inneren Geschlechtsorgane in der Vorgeschichte (gilt nur für Kupferspiralen)
- Akute Genitalinfektionen
- Verengungen des Gebärmutterhalskanals
- Schmerzhafte und starke Monatsblutungen (nur für Kupferspiralen)
- Verdacht auf eine Krebserkrankung der Geschlechtsteile
- Eine früher eingelegte Spirale wurde spontan abgestoßen (Expulsion)
- Allergie auf Kupfer (nur Kupferspiralen)

Vorgeschichte oder Gebärmutterfehlbildungen, aber auch Faktoren, an die man in diesem Zusammenhang nicht gleich denkt, wie etwa die sehr seltene Kupferallergie (siehe Tabelle: Kontraindikationen für die Anwendung von Intrauterinpessaren).

Einige Frauenärzte raten auch jungen Frauen, die noch kein Kind haben, von der Spirale ab, da Schmerzen und stärkere Blutungen bei ihnen vermehrt auftreten können. Schließlich sollten sich auch Frauen, die unter Blutarmut oder Eisenmangel leiden, nicht gerade für eine Kupferspirale, die die Blutung eher noch verstärkt, entscheiden, sondern eher eine Verhütungsmethode wie die Mirena auswählen, die ihre Monatsblutung reduziert.

# Schwanger trotz Spirale – was tun?

Kupferspiralen erreichen nicht die Verhütungssicherheit von hormonellen Verhütungsmitteln oder dem IUS. Falls die Menstruation bei Verwendung einer Kupferspirale ausbleibt, sollte ein Schwangerschaftstest gemacht werden. Ist dieser positiv, sind sofort eine Eileiter- oder Bauchhöhlenschwangerschaft ärztlich auszuschließen. Hat sich das befruchtete Ei richtig in der Gebärmutter eingenistet spricht grundsätzlich nichts gegen das Fortbestehen der Schwangerschaft. Ein erhöhtes Risiko für Fehlbildungen ist bei beiden Spiraltypen nicht bekannt.

Schwanger mit Spirale? Möglich, aber mit hohem Fehlgeburtsrisiko.

Das IUS verhindert Schwangerschaften so zuverlässig wie eine Sterilisation. Sollte es jedoch trotzdem zu einer Befruchtung kommen, ist eine Schädigung des Embryos durch das Hormon nicht ausgeschlossen.

Bei eingetretener Schwangerschaft sollte die Spirale entfernt werden, da sonst Schwangerschaft und Schwangere durch Infektionen der Gebärmutter gefährdet werden können. Beim Ziehen der Spirale kann es zu einer Fehlgeburt kommen, wie bei Spiralschwangerschaften insgesamt überdurchschnittlich häufig Fehlgeburten auftreten können. Auch wenn die Spirale in der Gebärmutter verbleibt, ist die Fehlgeburtsrate erhöht. Eine Schwangerschaft, die trotz Kupferspirale oder IUS eintritt, ist eine intensiv zu überwachende Risikoschwangerschaft.

73

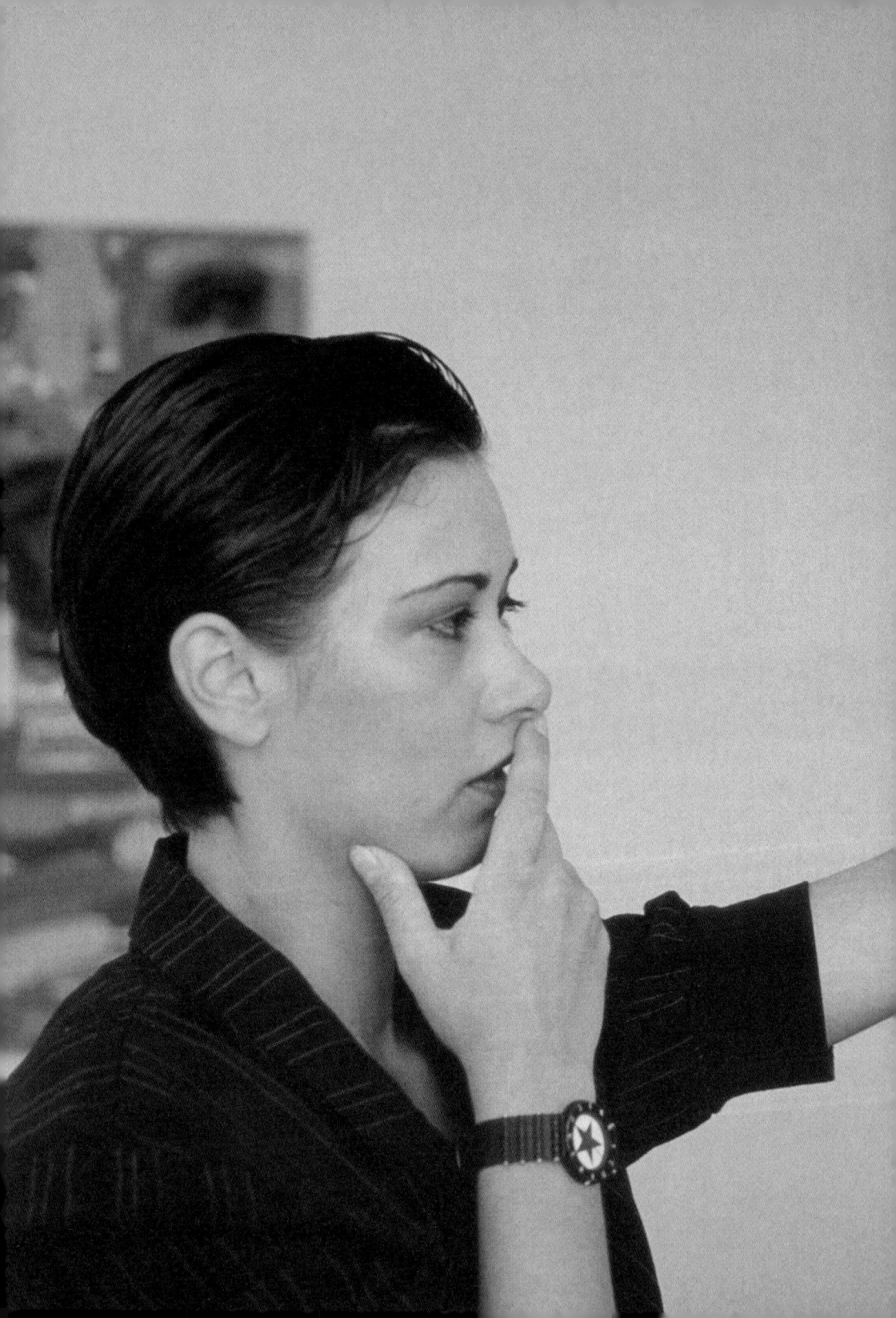

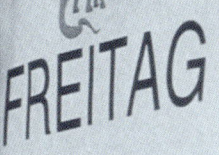

# Methoden der natürlichen Familienplanung (NFP) – Methoden der Fruchtbarkeitswahrnehmung (MFW)

Bei den Methoden der natürlichen Familienplanung ist eine große Koopertionsbereitschaft zwischen Mann und Frau gefordert.

Immer mehr Frauen lehnen die arztorientierten Verhütungsmittel wie Pille oder Spirale ab, weil sie ihre Sexualität und Familienplanung nicht als medizinisches Problem behandelt sehen wollen. Sie möchten keine Hormone (mehr) schlucken und auch keine Fremdkörper in ihrem Körper akzeptieren. Für diese Frauen, die meist ein gutes Körperbewusstsein besitzen und sich nicht scheuen täglich diszipliniert mit ihren Körperzeichen umzugehen, eignen sich die Methoden der natürlichen Familienplanung. Wie schon der Begriff Familienplanung deutlich macht, können diese Verfahren zur Verhütung einer ungewollten Schwangerschaft und auch im umgekehrten Fall zur Empfängnisunterstützung bei Kinderwunsch beitragen.

**Sie alle meinen das gleiche:**
- Methoden der natürlichen Familienplanung (NFP)
- Natural Family Planning
- Methoden der Fruchtbarkeitswahrnehmung (MFW)
- Methoden der sexuellen Abstinenz
- Biologische Verhütungsmethoden

Durch die tägliche Beschäftigung mit der eigenen Fruchtbarkeit bekommt die Sexualität wieder einen anderen Stellenwert. Für viele Paare ist dies eine Chance, das Thema Familienplanung (wieder) partnerschaftlich zu behandeln. Die natürliche Familienplanung ist ein Vorgang, dessen Gelingen in hohem Maße von der Kooperation beider Partner abhängt.

Wer sich dafür entscheidet, mit den Methoden der natürlichen Familienplanung zu verhüten, wird unter Umständen täglich mit der Ambivalenz zwischen Verhütung und Kinderwunsch konfrontiert. Besteht nur ein Partner auf Verhütung, während der andere sich ein Kind wünscht, ist die Gefahr, dass unfruchtbare Tage „falsch" berechnet werden oder an fruchtbaren Tagen die Verhütung „vergessen" wird natürlich größer, als wenn beide Partner hinter der Methode stehen.

Schließlich sind die Methoden der natürlichen Familienplanung für Frauen und Paare, denen ihre religiöse Überzeugung Verhütungsmittel verbietet, die einzige mögliche Art unerwünschte Schwangerschaften zu verhindern.

Die Methoden der natürlichen Familienplanung sind keine Verhütungsmethoden. Sie bieten nur die Möglichkeit, die fruchtbaren und unfruchtbaren Tage während eines Zyklus bestimmen zu können. Die eigentliche Verhütungsmethode besteht in sexueller Enthaltsamkeit während der fruchtbaren Tage oder der Verwendung anderer Verhütungsmittel (z. B. Kondom, Diaphragma, Portiokappe).

## Natürliche Verhütungsmethoden

Für Sie zählt Ihre Sexualität zur natürlichsten Sache der Welt, die sich ausschließlich in der Intimität zwischen Ihnen und Ihrem Partner abspielt. Auch die Familienplanung nehmen Sie selbst in die Hand. Eine ärztliche Beratung und Kontrolle lehnen Sie auf diesem Gebiet ab. Sie möchten zwar verhüten, aber bitteschön ohne Eingriffe in die körperlichen Vorgänge. Dafür nehmen Sie auch in Kauf, möglicherweise doch früher oder später einmal unerwartet schwanger zu werden.

Vielleicht haben Sie auch jahrelang mit so genannten „arztorientierten Verhütungsmitteln" (wie Pille oder Spirale) verhütet und leben nun in einer Partnerschaft, die ein Maß an Vertrautheit und Sicherheit bietet, das Verhütung zu einem partnerschaftlichen Vorgang macht und in der ein Baby trotz der Verhütung willkommen wäre.

Oder vielleicht verbietet Ihnen auch Ihre religiöse Überzeugung jede Art der Empfängnisverhütung?

Für alle Frauen, auf die diese Aussagen zutreffen, kommen Hormone oder Spiralen nicht in Frage, sie sollten sich mit den Methoden der natürlichen Familienplanung (kurz NFP genannt) vertraut machen.

Durch Messung der Körpertemperatur, Bestimmung des Zustandes des Gebärmutterschleimes und Ertasten des Muttermundes können die fruchtbaren und unfruchtbaren Tage während des weiblichen Zyklus bestimmt werden. An fruchtbaren Tagen bleibt es Ihnen überlassen, ob Sie auf Geschlechtsverkehr ganz verzichten oder ob Sie mit Kondom und/oder Diaphragma verhüten.

Und wenn Sie und Ihr Partner dann doch ein Baby haben möchten, dann können Sie die gleichen Methoden zur Bestimmung des besten Zeugungszeitpunktes anwenden.

---

Alle NFP können im Prinzip von jeder Frau in jedem Alter angewendet werden. Als Voraussetzung gilt ein möglichst regelmäßiger Zyklus und die Disziplin, sich täglich mit seiner Fruchtbarkeit auseinander zu setzen, sowie die Bereitschaft an nicht wenigen Tagen im Zyklus auf Geschlechtsverkehr zu verzichten, andere sexuelle Ausdrucksformen zu wählen oder mit Barrieremethoden zu verhüten.

## Die Prinzipien der NFP

Zyklische Veränderungen der Sexualhormone steuern die weibliche Fruchtbarkeit. Die Veränderungen in den Hormonkonzentrationen setzen deutliche Körperzeichen. Am auffälligsten ist die Menstruation, die das Ende eines alten und den Beginn des neuen Zyklus anzeigt. Weniger auffällig, aber messbar oder subjektiv interpretierbar, sind die so genannten sekundären

Methoden der Fruchtbarkeitswahrnehmung:
- Temperaturmethode
- Schleimstrukturmethode (Mucus- oder Billingsmethode)
- Symptothermale Methode (Kombination von Temperatur- und Schleimstrukturmethode)
- Selbstuntersuchung des Muttermundes

**Sehr unzuverlässig:**
- Kalendermethode (Knaus-Ogino-Methode)
- Coitus interruptus (auch „Aufpassen" oder „Rückzieher" genannt)

Fruchtbarkeitszeichen Körpertemperatur, Struktur des Schleim-pfropfs im Gebärmutterhals sowie Lage und Festigkeit des Mut-termundes. Werden diese Zeichen täglich einzeln oder in Kom-bination bestimmt und aufgeschrieben, ergibt sich eine Kurve, aus der man die fruchtbaren und unfruchtbaren Tage ablesen kann.

Wir möchten Sie hier mit den Prinzipien der NFP vertraut ma-chen. Manches wird sich in der Theorie kompliziert und ver-wirrend anhören. Natürliche Familienplanung erfordert eben Geduld und Disziplin. Sie ist eine Methode, die man nur durch „learning by doing", also durch ständige Übung erlernt. Deshalb empfehlen wir jeder Frau, die natürlich verhüten möchte, sich gründlich bei ihrem Frauenarzt oder ihrer Ärztin zu informie-ren oder eine Beratung zum Thema NFP bei PRO FAMILIA, der Malteser Arbeitsgruppe „Natürliche Familienplanung" oder an-deren Beratungsstellen, am besten zusammen mit dem Partner, in Anspruch zu nehmen (Adressen im Anhang).

# Die Temperaturmethode

Frauen, die sich zur Emp-fängnisverhütung allein auf die Temperaturme-thode verlassen wollen, sollten bei der Auswer-tung der Temperaturkur-ve immer noch einen „Sicherheitstag" zugeben.

Die Körpertemperatur einer Frau folgt in jedem Zyklus einem ganz bestimmten Rhythmus, der mit dem Gelbkörperhormon Progesteron zusammenhängt. Das Progesteron wird gebildet, wenn beim Eisprung eine reife Eizelle den Eierstock verlässt. Die ehemalige Eihülle (Follikel) wandelt sich zum Gelbkörper um und produziert das Hormon Progesteron. Dieses wirkt unter anderem auch auf das Temperaturzentrum im Gehirn: die Kör-pertemperatur steigt nach dem Eisprung um wenige Zehntel-grade an.

Wollen Sie diesen Mechanismus dazu benutzen, die fruchtbaren Tage zu bestimmen, müssen Sie täglich Ihre Basaltemperatur messen. Basaltemperatur bedeutet, dass vor jeglicher Aktivität, also vor dem Aufstehen, vor dem Gang zur Toilette oder vor dem Frühstück, die Körpertemperatur gemessen wird und zwar an immer der gleichen Stelle, im Mund (oral), in der Scheide (vagi-nal) oder im Darm (anal). Die Temperatur wird in ein Kurvenblatt eingetragen. Kurvenblätter bekommen Sie bei Ihrem Frauenarzt oder Ihrer Ärztin. Sie können sie sich aber auch von PRO FAMILIA zusenden lassen oder von deren Homepage kostenlos herunterladen (siehe Anhang).

## Auswertung der Temperaturkurve

Leider ist die Auswertung der Temperaturkurve nicht immer ganz einfach, denn nicht bei jeder Frau steigt die Körpertemperatur nach dem Eisprung „vorschriftsmäßig" an. Sie reagiert sensibel auf die unterschiedlichsten Einflüsse. Wechselnde Arbeitszeiten, Krankheiten, Stress oder eine durchwachte Nacht können die Temperaturkurve ebenso durcheinanderbringen wie Rauchen und Alkoholgenuss bis spät in die Nacht. Deshalb sollten solche Abweichungen vom Gewohnten stets mit in die Kurve eingetragen werden, um „Ausreißerwerte" gegebenenfalls einordnen zu können.

Die Körpertemperatur wird leicht durch Stess beeinflusst. Vorsicht also bie der Temperaturauswertung, wenn es im Moment in Ihrem Leben sehr turbulent zugeht.

### Die Grundregel

Im einfachsten Fall erfolgt die Auswertung der Temperaturkurve nach der Grundregel:

Wenn auf 6 Tage mit niedrigen Temperaturen ein Temperaturanstieg um mindestens 0,2 °C erfolgt, die Messwerte der nächsten beiden Tage auch erhöht bleiben und der dritte erhöhte Wert um mindestens 0,2 °C über dem höchsten der sechs niedrigen Werte liegt, dann ist kein befruchtungsfähiges Ei mehr vorhanden und Sie sind bis zur nächsten Menstruation nicht fruchtbar.

Das hört sich zunächst kompliziert an, ist es aber in der Praxis eigentlich nicht.

### Ausnahmeregel bei geringerem Temperaturanstieg

Bei manchen Frauen steigt die Körpertemperatur nach dem Eisprung nur um einen oder eineinhalb Zehntelgrade an. In diesem Fall müssen Sie 4 Tage mit erhöhter Temperatur abwarten, wobei auch hier die Temperatur immer über dem höchsten der sechs vorausgegangenen niedrigen Werte liegen muss.

79

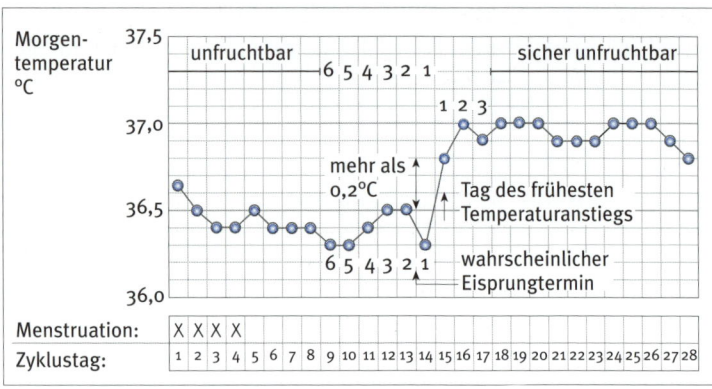

**Abb. 5:** Basalthempera-
turmethode. Hier sehen
Sie den schematischen
Verlauf der Temperatur-
kurve mit Angabe der
fruchtbaren und un-
fruchtbaren Tage im
Zyklus

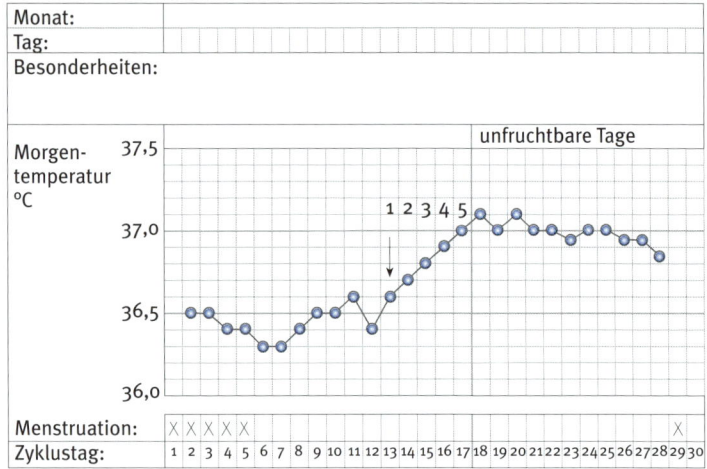

Beim langsamen Anstieg
der Temperatur müssen
fünf Werte abgewartet
werden bis zum Beginn
der fruchtbaren Tage

## Ausnahmeregel bei stufenartigem Temperaturanstieg

Bei einigen Frauen erfolgt der Temperaturanstieg nicht kontinuierlich, sondern stufenartig oder im Zickzack. Beispielsweise
steigt die Temperatur zunächst an, sinkt dann aber am folgenden Tag noch einmal unter den Stand des höchsten der niedrigen Werte, um danach wieder anzusteigen. Der niedrige Wert
wird in diesem Fall nicht berücksichtigt, die folgenden höheren
Werte müssen jedoch um mindestens 0,2 °C über dem höchsten
der niedrigen Werte liegen.

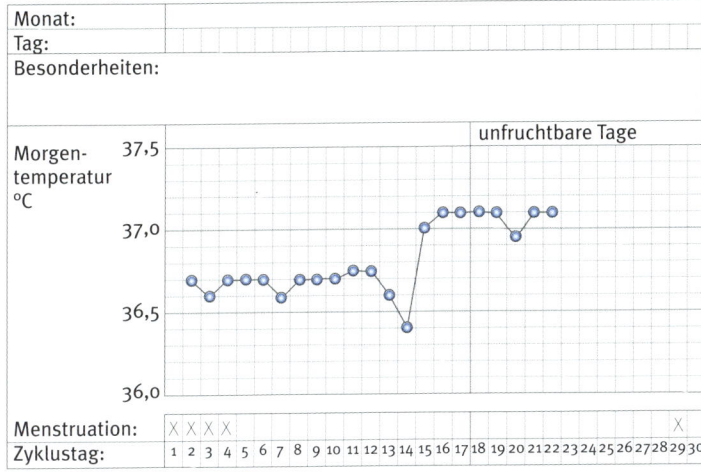

| Monat: | | | | | | | | | | | | | | | | | | | | | | | | | | | | | |
|---|---|---|---|---|---|---|---|---|---|---|---|---|---|---|---|---|---|---|---|---|---|---|---|---|---|---|---|---|---|
| Tag: | | | | | | | | | | | | | | | | | | | | | | | | | | | | | |
| Besonderheiten: | | | | | | | | | | | | | | | | | | | | | | | | | | | | | |

Steiler Temperaturanstieg mit vorhergehendem Abfall

Um möglichst genaue und vergleichbare Werte Ihrer Morgentemperatur zu bekommen, sollten Sie einige wichtige Prinzipien beachten:

- Die Temperatur muss täglich vor dem Aufstehen gemessen werden (auch während der Menstruation).
- Die Körpertemperatur steigt im Laufe des Tages deutlich an. Für vergleichbare Werte sollten Sie Ihre Temperatur möglichst immer zur gleichen Zeit messen und die Zeit im Kurvenblatt eintragen. Bei den meisten Frauen macht ein Unterschied von einer oder 2 Stunden nichts aus, andere reagieren empfindlicher auf Abweichungen von der üblichen Messzeit. Finden Sie heraus, was für Sie gilt.
- Die Temperatur muss stets an der gleichen Stelle gemessen werden: im Mund (oral), in der Scheide (vaginal) oder im Darm (anal). Nicht unter dem Arm, das ist zu ungenau.
- Verwenden Sie in einem Zyklus immer das gleiche Thermometer. Geeignet sind Normalthermometer und Quecksilber-Schnellthermometer mit gespreizter Skala im Bereich von 36 bis 38 °C. Mit einem Normalthermometer dauert die Messung im Darm 3 Minuten, im Mund und in der Scheide dauert es 5 Minuten.

**Achtung!** Ohrthermometer und Digitalthermometer sind für die Messung zu ungenau. Die Digitalthermometer weisen aufgrund der Alterung der Chips Abweichungen von bis zu 0,2 Grad auf und sind deshalb nicht geeignet.

## Messung vergessen und schon aufgestanden?

Schnell kann es passieren: Sie sind schon aufgestanden und haben vergessen, sich zu messen! Jetzt haben Sie zwei Möglichkeiten: entweder lassen Sie den Messwert für diesen Tag ausfallen oder Sie legen sich noch mal für eine halbe Stunde hin und messen danach. Tragen Sie den Wert dann mit einem Vermerk in das Kurvenblatt ein, um ihn richtig einordnen zu können, falls er doch etwas erhöht ist.

## Zyklusbeobachtung mit der Temperaturmethode

Gemeinhin wird von einer Zykluslänge von 28 Tagen ausgegangen. Diese Norm ist jedoch eher die Ausnahme als die Regel, denn der Monatszyklus ist wie jeder andere hormonelle Regelkreis auch, leicht zu stören. Veränderungen der Lebensrhythmen beeinflussen ihn ebenso wie seelische Belastungen oder Krankheiten. Auch dauerhafte individuelle Abweichungen von der Norm kommen vor, die nicht unbedingt medizinisch relevant sein müssen, aber eine Rolle spielen, wenn Methoden der Fruchtbarkeitswahrnehmung zur Verhütung benutzt werden sollen. Durch regelmäßiges Messen der Basaltemperatur können Abweichungen der zyklischen Veränderungen erkannt werden, die mehr noch als bei der Empfängnisverhütung bei Kinderwunsch eine Rolle spielen.

Hier einige Beispiele:

### Zyklus mit langer Eireifungsphase

Die Gelbkörperphase nach dem Eisprung beträgt normalerweise konstant 12 bis 16 Tage. Die Eireifungsphase vor dem Eisprung kann jedoch durch körperlichen oder seelischen Stress verzögert werden.

Ein Beispiel: Die Temperaturmessungen im laufenden Zyklus ergeben eine Temperaturerhöhung als Zeichen eines vorausgegangenen Eisprungs erst am 22. Tag. Wenn die Gelbkörperphase in diesem Zyklus 15 Tage beträgt, setzt die Blutung erst am 37. Tag ein.

## Zyklus ohne Eisprung

Die Monatsblutung allein ist noch kein Beweis für einen Eisprung. Der Eisprung kann ganz ausbleiben, das ist bei jungen Mädchen der Fall, wenn der Zyklus noch nicht ganz ausgereift ist, es kann aber auch nach langer Pilleneinnahme vorkommen, dass der Eisprung noch nicht wieder regelmäßig stattfindet. Auch die nahenden Wechseljahre oder große Belastungen können den Eisprung unterdrücken. Nicht zu vergessen Essstörungen wie Magersucht. Findet in einem Zyklus kein Eisprung statt, so bleibt auch die Temperaturerhöhung aus. In diesem Zyklus kann keine Schwangerschaft eintreten.

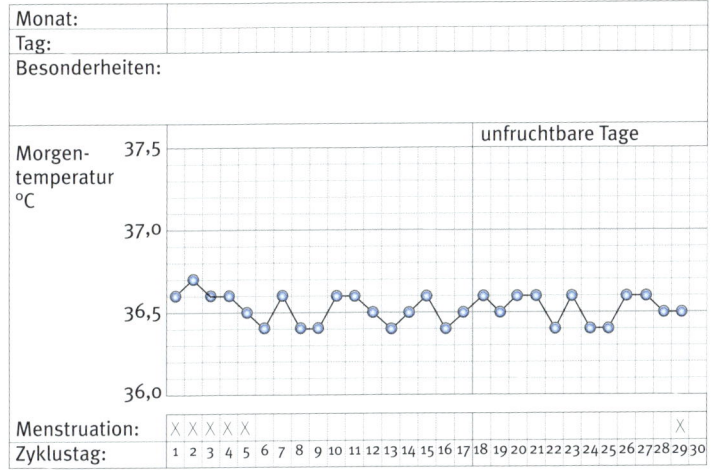

Der Temperaturkurvenverlauf eines Zyklus ohne Eisprung ist gleichförmig ohne Anstieg.

## Zyklus mit verkürzter Gelbkörperphase

Auch die Gelbkörperphase nach dem Eisprung ist Störungen unterworfen. Der Gelbkörper kann nur wenig Progesteron produzieren oder die Produktion ganz einstellen. Sie spüren das an leichten Vorblutungen oder daran, dass die Menstruation früher als erwartet einsetzt. Setzen Blutungen beispielsweise bereits am 4. Tag nach der Temperaturerhöhung ein, so kann es in diesem Zyklus nicht zu einer Schwangerschaft kommen, da das befruchtete Ei etwa 7 Tage braucht, bis es sich in der Gebärmutter eingenistet hat.

83

# Die Schleimstrukturmethode

Das zweite der sekundären Fruchtbarkeitszeichen, die sich während des Zyklus verändern, ist die Beschaffenheit des Schleimpfropfes im Gebärmutterhalskanal (medizinisch Zervixschleim genannt).

Die Schleimstruktur wird vom Hormon Östrogen beeinflusst. Am Anfang des Zyklus, nach der Menstruation, bildet der Schleim einen zähen Pfropf im Gebärmuterhals und hat eine netzartige Struktur, die den Spermien ein Eindringen fast unmöglich macht. Je näher der Zeitpunkt des Eisprungs kommt, desto lockerer wird der Pfropf, der Schleim ist jetzt undurchsichtig, weißlich oder gelblich, aber immer noch klumpig und zäh. Die Östrogenkonzentration steigt an, es wird immer mehr Schleim produziert, der immer dünnflüssiger wird und glasig wie Eiweiß ist. Seine Struktur ist jetzt für Spermien leicht durchgängig. Auf diese Weise unterstützt die Natur auch damit eine mögliche Befruchtung. Die Frau kann den dünnflüssigen Schleim deutlich als feuchtes Gefühl am Scheidenausgang wahrnehmen. Bei vielen, aber längst nicht allen Frauen, lässt

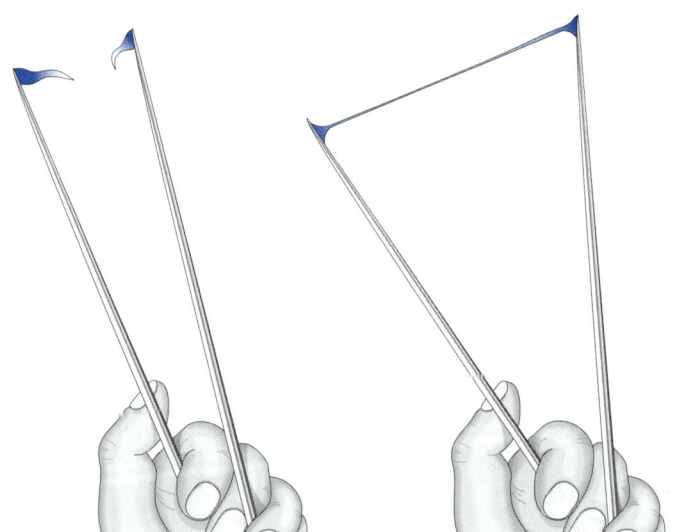

Unmittelbar vor dem Eisprung ist bei den meisten Frauen die Spinnbarkeit des Zervixschleims stark erhöht.

84

sich der Schleim während der Eisprungphase zwischen zwei Fingern zu einem Faden auszuziehen. Man nennt dies auch „Spinnbarkeit" des Schleims, der entsprechende Zeitpunkt wird Schleimhöhepunkt genannt.

Verschiedene Faktoren beeinflussen die Schleimbeschaffenheit: Entzündungen der inneren Geschlechtsorgane, sexuelle Erregung, Samenflüssigkeit nach dem Geschlechtsverkehr oder wenn Sie schleimlösende Medikamente (gegen Erkältungen) einnehmen. Auch die Verwendung von chemischen Verhütungsmitteln oder übertriebene Intimhygiene (Scheidenspülungen oder Sprays) können den Schleim für die Beurteilung der Fruchtbarkeit ungeeignet machen. Selbstverständlich kann der Schleim auch während der Menstruation nicht interpretiert werden.

Möglicherweise brauchen Sie einige Zyklen, um Ihre Schleimzeichen richtig bewerten zu können. Wie auch bei der Temperaturmethode müssen die Schleimveränderungen täglich (bis Sie sicherer sind, besser mehrmals täglich) erfasst und in ein Kurvenblatt eingetragen werden.

> Ob der Schleim spinnbar ist oder nicht, ist nicht so wichtig. Es geht hauptsächlich darum, seine Beschaffenheit beurteilen zu können und den Schleimhöhepunkt wahrzunehmen.

> Etwa ein Drittel aller gesunden Frauen mit Eisprung weisen keine charakteristischen Schleimzeichen vor dem Eisprung auf.

## Wie werden die Schleimzeichen kontrolliert?

Für manche Frauen ist es ungewohnt, sich mit ihrem Zervixschleim zu befassen, und um ein Be"fassen", ein Anfassen im wörtlichen Sinne geht es hier:

- Erspüren Sie, welche Empfindung Sie am Scheidenausgang haben. Fühlt es sich dort trocken, feucht oder nass an?

- Tasten Sie mit dem Finger (oder wenn Sie das nicht mögen, mit Toilettenpapier) über den Scheideneingang. Spüren Sie Schleim oder ist er trocken?

- Schauen Sie sich den Schleim auf ihren Fingern (oder dem Papier) an: ist er gelblich oder weißlich, zäh oder dehnbar und glasig?

- Wenn Sie bei jedem Toilettengang kurz den Schleim überprüfen, wird ihnen die Beurteilung bald schon leicht fallen und Sie können genau spüren, in welchem Stadium des

Zyklus Sie sich befinden. Abends tragen Sie dann ihre Beurteilung in das Kurvenblatt ein. Kurvenblätter bekommt man in der Apotheke, bei PRO FAMILIA (per Post anfordern oder im Internet herunterladen) oder auch bei der Malteser Arbeitsgruppe „Natürliche Familienplanung" (Adressen siehe im Anhang).

## Die Auswertung der Schleimzeichen

Die Sicherheit zur Empfängnisverhütung ist nicht sehr hoch, wenn nur die Schleimstrukturmethode als MFW angewendet wird.

Wenn Sie Ihre Schleimbeobachtung täglich in das Kurvenblatt eintragen und die Punkte dann miteinander verbinden, entsteht im Laufe des Zyklus eine leicht geschwungene Kurve. Für die Empfängnisverhütung ist es wichtig festzustellen, wann das Schleimsignal seinen Höhepunkt erreicht. Diesen kann man immer erst im nachhinein festlegen, dann nämlich, wenn sich das Schleimsignal in den nächsten Tagen abschwächt und schließlich ganz verschwindet.

Der Eisprung findet im Zeitraum 3 Tage vor und 3 Tage nach dem Schleimhöhepunkt statt. Rechnet man die Lebenszeit der Eizelle von ca. einem Tag dazu, so ergibt sich, dass erst 4 Tage nach dem Schleimhöhepunkt mit einiger Sicherheit davon ausgegangen werden kann, dass die unfruchtbare Zeit beginnt. Sie sollten dann ein trockenes Gefühl am Scheidenausgang haben und es darf kein Schleim sichtbar und fühlbar sein.

### ▤ Eintragung und Bewertung der Schleimqualitäten

Für die Eintragung der Schleimbeobachtung in das Kurvenblatt ist es sinnvoll, Abkürzungen zu benutzen. Wenn Sie diese verwenden, können Sie bei Bedarf Ihre Schleimkurve mit einem Arzt oder einer Beraterin besprechen.

t    trockenes Gefühl am Scheidenausgang
o    es wurde kein Schleim gesehen oder gefühlt
f    feuchtes Gefühl am Scheidenausgang
s    feuchtes Gefühl am Scheidenausgang, weißliches, cremiger, dicklicher oder klebriger Schleim
S    glasiger Schleim wie rohes Eiweiß, eventuell spinnbar, nasses Gefühl am Scheidenausgang

# Die Selbstuntersuchung des Muttermundes

Auch der Muttermund (medizinisch: die Portio) verändert sich im Zyklusverlauf unter dem Einfluss der Hormone. Diese Veränderungen lassen sich mit den Fingern ertasten. Dazu führen Sie einen oder zwei Finger in die Scheide ein und erspüren, wie sich der in die Scheide hineinreichende Teil des Gebärmutterhalses anfühlt: eher hart und knorpelig oder weich und leicht geöffnet. Probieren Sie die für sich angenehmste Körperhaltung aus: mit angewinkeltem Bein, im Sitzen oder auf der Toilette.

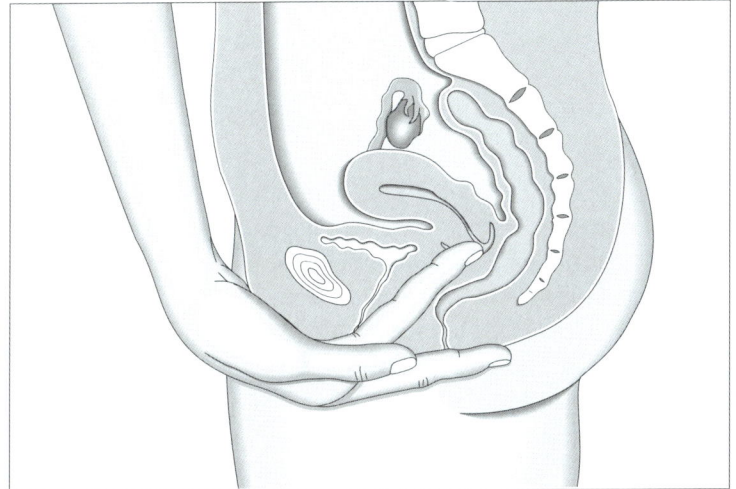

So ertasten Sie mit dem in die Scheide eingeführten Finger Ihre Portio.

Die tastbaren Veränderungen am Muttermund lassen sich in drei Phasen einteilen:

An den unfruchtbaren Tagen am Zyklusanfang ist der Muttermund fest und geschlossen. Er fühlt sich in dieser Phase wie die Nasenspitze oder eine Kirsche an. Die Öffnung ist nicht oder allenfalls als winziges Grübchen zu spüren.

Einige Tage vor dem Eisprung wird der Muttermund weicher und öffnet sich auch zudem ein wenig. Er hat jetzt die Konsistenz von Lippen und seine Öffnung ist als Schlitz zu ertasten. Auch seine Lage verändert der Muttermund in dieser Zeit: er zieht sich nun um 2 bis 3 Zentimeter in Richtung der Gebär-

## ●Der weibliche Fruchtbarkeitszyklus

| Phase | Dauer | Temperatur | Zervixschleim | Gebärmutterhals |
|---|---|---|---|---|
| Periode (Menstruations-phase) | erster Tag der Periode ist der erste Tag des Zyklus | fällt | | liegt niedrig, von der Vaginalöff-nung wegge-wandt, leicht erreichbar; ist fest, lang und zapfenförmig; hat trockene, raue Oberfläche; Muttermund ist geschlossen |
| Follikelphase (Präovulations-phase) | 10 bis 14 Tage | in erster Phase des Zyklus um ein oder zwei Punkte niedri-ger als in der zweiten | feucht; weiß, trüb, un-durchsichtig; spärlich oder viel; cremig, klumpig; zäh-elastisch | liegt hoch; Muttermund ist fingerbreit geöffnet |
| Ovulations-phase (LH-Anstieg, höchste Frucht-barkeit) | findet zwi-schem dem 12. und 16. Tag statt – kann davon aber abweichen | fällt zunächst und steigt dann an | Nass Klar, durchsichtig Reichtlich Ähnlich rohem Eiweiß | |
| Noch fruchtbare Phase (Fruchtbarkeit nimmt zur Periode hin ab) | 12 bis 15 Tage | bleibt um ein oder zwei Punkte höher als in der Ovulations-phase | nass; trüb oder klar; reichlich; schlüpfrig, dehn-bar, wie rohes Eiweiß | liegt höher, der Vaginalöffnung zugewandt; ist weich und schwammig; Muttermund ist offen |
| Periode | gesamter Zy-klus erstreckt sich über 24 bis 32 Tage | fällt | | |

mutter zurück. Für manche Frauen ist der Muttermund in dieser zurückgenommenen Lage nur noch schwer oder nicht mehr zu ertasten.

Rund 1 bis 2 Tage nach dem Eisprung bilden sich alle diese Veränderungen wieder zurück. Der Muttermund senkt sich dann wieder ab und fühlt sich nun auch wieder fest und geschlossen an. Diese Phase fällt meistens mit der Temperaturerhöhung zusammen.

Die unfruchtbare Zeit beginnt am Abend des dritten Tages, an dem der Muttermund fest und geschlossen ist.

# Die symptothermale Methode

Die kontrazeptive Sicherheit, die man mit den Methoden der Fruchtbarkeitswahrnehmung erreichen kann, erhöht sich wesentlich, wenn die Temperaturmethode und die Schleimstrukturmethode kombiniert werden. Dies wird dann sympto- (von Symptom, hierbei ist das Schleimzeichen gemeint)thermale (von Temperatur) Methode genannt oder auch Kombinationsmethode.

Die symptothermale Methode wird auch
- Methode der doppelten Kontrolle oder
- Double-check-method genannt

Zusätzlich oder anstelle der Beobachtung des Zervixschleims kann die Frau auch die jeweilige Lage und Beschaffenheit des Muttermundes in die Bewertung ihrerer fruchtbaren Tage mit einfließen lassen.

Doppelte Kontrolle erhöht die Sicherheit: bei korrekter Anwendung hat diese MFW einen Pearl-Index unter 1!

## Grundregel der symptothermalen Methode

Die unfruchtbare Phase des Zyklus beginnt entweder am Abend des dritten Tages mit höherer Temperatur oder an dem Abend des dritten Tages, nach dem der Schleimhöhepunkt war.

Kommt eine der beiden Ausnahmeregeln der Temperaturmethode zur Anwendung, so ist der vierte Tag mit erhöter Temperatur abzuwarten. Ausschlaggebend ist immer dasjenige der beiden Zeichen, das zuletzt auftritt!

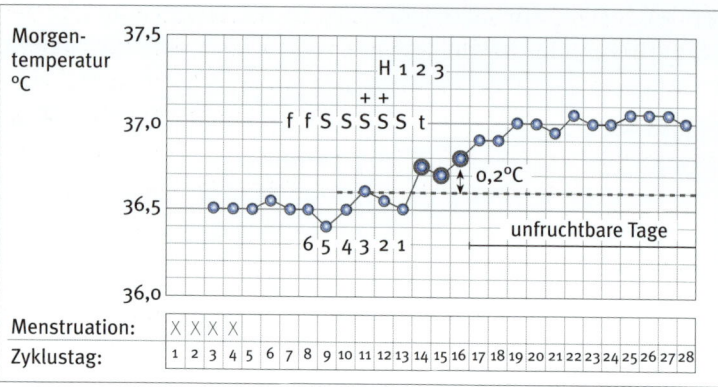

Doppelte Kontrolle. Hier wird das Ende der fruchtbaren Phase durch den Thempteranstieg angegeben

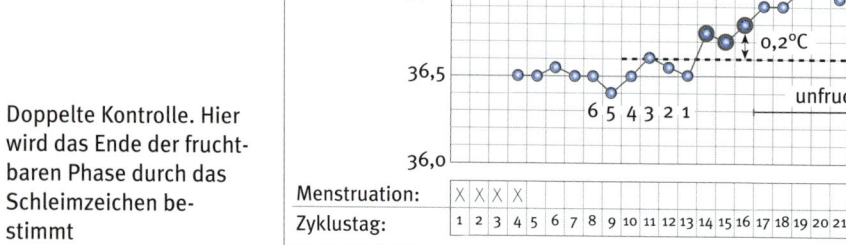

Doppelte Kontrolle. Hier wird das Ende der fruchtbaren Phase durch das Schleimzeichen bestimmt

# Rechnerische Bestimmung der unfruchtbaren Tage vor dem Eisprung

Mit den hier vorgestellten Methoden der Fruchtbarkeitswahrnehmung ist es möglich, die unfruchtbaren Tage nach dem Eisprung mit einiger Sicherheit festzustellen. Für ungeschützten Geschlechtsverkehr bleiben nur einige Tage im Monat, wenn Sie ganz sicher gehen möchten. In der restlichen Zeit müssen Sie auf Beischlaf verzichten oder mit Barrieremethoden verhüten. Die Spontanität der Sexualität kann darunter leiden. Deshalb errechnen einige Frauen auch die zusätzlichen Tage vor dem Eisprung, die mit einiger Wahrscheinlichkeit noch „ungefährlich" sind. Wir stellen Ihnen hier die Grundregeln vor, möchten

90

Sie aber darauf hinweisen, dass nur bei strenger Auslegung der symptothermalen Methode die maximale Sicherheit der natürlichen Verhütungsmethoden gegeben ist. Sich allein auf eine Rechenregel zu verlassen, erhöht das Risiko für eine ungewollte Schwangerschaft. In den ersten drei Zyklen der Körperbeobachtung sollten Sie auf keinen Fall ungeschützten Geschlechtsverkehr haben.

Es gilt folgende Grundregel:

Die früheste erste höhere Temperaturmessung aller erfassten Zyklen minus 8 (der maximalen Überlebenszeit der Spermien) ergibt den letzten unfruchtbaren Tag vor dem Eisprung.

In der Praxis bedeutet dies:

Ab dem zweiten Zyklus sind die ersten 5 Tage wahrscheinlich unfruchtbar, es sei denn, die erste höhere Messung im ersten Zyklus trat bereits vor dem 13. Tag auf.

Liegen bereits Aufzeichnungen von mindestens zwölf Zyklen vor, so wählt man den Zyklus aus, an dem die Temperaturerhöhung am frühesten eingesetzt hat und zieht von diesem Tag der frühesten erhöhten Messung 8 ab.

Je mehr Zyklen schon erfasst wurden, um so genauer könnne die „ungefährlichen" Tage vor dem Eisprung berechnet werden.

Ein Beispiel zur Verdeutlichung: während der zwölf letzten Zyklen war der früheste Temperaturanstieg an einem 15. Tag. Von diesem werden 8 Tage abgezogen, man erhält 7 Tage am Anfang des Zyklus, die mit einiger Wahrscheinlichkeit noch unfruchtbar sind.

**Achtung:** Eine Frau, die Schleimzeichen für fruchtbare Tage feststellt, obwohl die Rechenregel noch unfruchtbar angibt, sollte sicherheitshalber „fruchtbar" annehmen.

# Die Kalendermethode nach Knaus-Ogino

Die Kalendermethode, die in den 30er Jahren von den Ärzten Knaus und Ogino entwickelt wurde, gehört zu den ältesten Verhütungsmethoden mit periodischer Abstinenz. Obwohl die Methode sehr unzuverlässig ist und nicht empfohlen werden kann, wird sie immer noch angewendet und ist häufig gemeint, wenn Frauen berichten, dass sie „natürlich" verhüten.

Knaus und Ogino stellten in Untersuchungen fest, dass der Eisprung zwischen dem 16. und 12. Tag vor der nächsten Menstruation stattfindet. Unter der Annahme einer maximalen Lebensdauer der Spermien von 3 Tagen (heute weiß man, dass Spermien in Ausnahmefällen bis zu 8 Tage lang lebensfähig bleiben) und einem Zyklus von 28 Tagen, errechneten sie eine fruchtbare Zeitspanne vom 19. bis 12. Tag des Zyklus. Desweiteren gingen sie von einem 28 tägigen Zyklus aus und kamen so auf 10 bis 17 fruchtbare Tage zwischen zwei Menstruationen.

Die Versagerquote der Kalendermethode liegt sehr hoch:
Pearl Index 14-40

Paare, die mit natürlichen Methoden verhüten möchten, sind heute auf die sehr unsichere Kalendermethode nicht mehr angewiesen. Die Temperaturmethode oder die noch sicherere symptothermale Methode sind bei weitem vorzuziehen.

# Coitus interruptus

Coitus interruptus ist lateinisch und bedeutet soviel wie unterbrochene Vereinigung.

Der Coitus interruptus ist selbstverständlich keine Methode der Fruchtbarkeitswahrnehmung, er sei an dieser Stelle nur der Vollständigkeit halber als „natürliche" Methode der Familienplanung erwähnt.

Der Coitus interruptus ist wahrscheinlich die älteste Art der Empfängnisverhütung und neben der Verwendung eines Kondoms die einzige vom Mann praktizierte Verhütungsmethode. Das Prinzip ist an sich einfach: während des Geschlechtsverkehres zieht der Mann kurz vor seinem Orgasmus das Glied aus der Scheide, damit beim Samenerguss keine Spermien in den Körper der Frau gelangen können. Der ganze, für beide Partner unbefriedigende Vorgang, wird auch „Aufpassen" oder „Rückzieher" genannt.

Auch der Coitus interruptus hat eine sehr hohe Versagerquote:
Pearl Index über 25

In der Praxis ist die Methode nicht ganz so einfach. Zum einen ist das „Aufpassen" bei höchster sexueller Erregung, wenn's am schönsten ist, nur schwer durchzuhalten und zum anderen treten Spermien bereits vor dem Samenerguss aus, weshalb die hohe Versagerquote die lustfeindliche Methode eigentlich endgültig dort einordnen sollte, wo sie hingehört: in die Abteilung „historische Begebenheiten".

# Methoden der Fruchtbarkeitswahrnehmung mit „Hightech-Methoden"

Durch Werbung in den Medien und in Apotheken entsteht mitunter der Eindruck, natürliche Familienplanung sei nur mithilfe modernster Technik effektiv möglich. Hightech-Verhütungscomputer versprechen eine hohe Sicherheit und übernehmen die Verhütungs-Arbeit (und die Verantwortung?). Schon der Name „Verhütungscomputer" ist irreführend. Selbstverständlich kann man mit den Geräten keineswegs verhüten. Es handelt sich lediglich um Zyklustester, mit deren Hilfe die Anwenderin ihre fruchtbaren und unfruchtbaren Tage im Zyklus bestimmen kann.

Die Zyklustester sind sowohl zur Verhütung als auch zur Planung einer Schwangerschaft geeignet. Ist Empfängnisverhütung das Ziel, so wird an den fruchtbaren Tagen verhütet, bei Kinderwunsch werden die fruchtbaren Tage gezielt für Geschlechtsverkehr eingeplant. Zweifellos bieten einige dieser Geräte eine Arbeitserleichterung, beispielsweise wenn sie die Basaltemperatur aufzeichnen und automatisch auswerten. Andere wiederum wiegen die Anwenderinnen in falscher Sicherheit und sind der symptothermalen Methode, wenn sie korrekt mit der Grundausstattung Fieberthermometer, Kurvenblatt und Stift durchgeführt werden, unterlegen.

Frauen oder Paare, die mit den Methoden der Fruchtbarkeitswahrnehmung verhüten möchten, aber vor dem Arbeitsaufwand des Aufzeichnens und Auswertens von Temperatur oder Schleimwerten zurückschrecken und dies lieber einem Computer überlassen möchten, werden mit den modernen Zyklustestern zufrieden sein, sofern sie eine gewisse Unsicherheit des Empfängnisschutzes in Kauf nehmen können.

Verhütungscomputer sind ideal, wenn Sie:
- Mit den MFW verhüten möchten, aber den Arbeitsaufwand scheuen
- Keine Zeit und Lust haben, sich mit den Regeln der MFW vertraut zu machen
- Die Auswertung und Berechnung ihres Zyklus lieber einem Computer überlassen
- Es nicht als Katastrophe ansehen, wenn Sie schwanger werden

93

## Die unterschiedlichen Messprinzipien der Verhütungscomputer

Computer können die Zyklusdaten nicht korrekt auswerten, wenn Sie:
- Hormone nehmen (Pille, Fruchtbarkeitsbehandlung, Hormonersatztherapie in den Wechseljahren)
- Stillen
- Wechseljahressymptome haben

Die bisher erhältlichen Zyklustester messen unterschiedliche Anzeichen, die sich im Laufe des Zyklus in charakteristischer Weise verändern: Temperatur, Hormone oder Zervixschleim (bzw. Speichel). Alle drei Messprinzipien sind wissenschaftlich untermauert, die Methodensicherheit liegt im mittleren Sicherheitsbereich. Die Anwendungssicherheit in der Praxis lässt jedoch oft zu wünschen übrig.

Geräte, die über Monate die Messergebnisse abspeichern, arbeiten mit längerer Anwendungszeit immer genauer, denn je mehr Zyklen ausgewertet werden können, um so genauere statistische Angaben können gemacht werden. Bei der Berechnung der fruchtbaren und unfruchtbaren Tage sind die Computer in einem Dilemma: einerseits sollen nicht mehr Tage als nötig in einem Zyklus als „gefährlich" eingestuft werden, um die Akzeptanz der Anwenderinnen sicherzustellen, andererseits müssen „Sicherheitsabstände" zum Eisprung eingebaut werden, um die Empfängnissicherheit nicht zu gefährden. Die meisten Systeme werten nach dem Prinzip 5+1 aus: Man geht davon aus, dass Spermien etwa 5 Tage im Körper der Frau vital bleiben und dass das Ei nach dem Eisprung 12 bis maximal 18 Stunden befruchtungsfähig ist. Daraus ergibt sich in einem Zyklus von durchschnittlich 28 bis 30 Tagen ein fruchtbarer Zeitraum von 5 Tagen vor und 1 Tag nach dem Eisprung. In den restlichen 22 bis 24 Tagen müsste eigentlich nicht verhütet werden.

Auch computergestützte natürliche Familienplanung braucht Regelmäßigkeit. Die Grundbedingungen, die allgemein für die Temperatur- und die symptothermale Methode gelten werden auch hier vorausgesetzt:
- Mindestens 5 Stunden Schlaf
- Temperaturmessung täglich, möglichst zur gleichen Zeit vor dem Aufstehen

Der Temperaturanstieg, bzw. die Veränderungen in den Hormonkonzentrationen finden allerdings immer erst nach dem Eisprung statt. Die Voraussagen der fruchtbaren Tage für den aktuellen Zyklus beruhen daher immer auf den Daten vorangegangener Zyklen. Wann genau im aktuellen Zyklus der Eisprung stattfinden wird, kann nicht vorausgesagt werden. Man weiß nur, dass er irgendwann zwischen 2 Tagen vor und einem Tag nach dem Temperaturanstieg erfolgt. Als sicher unfruchtbar wird der 3. Tag nach der Temperaturerhöhung angenommen. Die Zykluscomputer bieten eine bequeme Hilfe bei der statistischen Auswertung möglichst vieler vorangegangener Zyklen.

94

Sie arbeiten zudem mit einer hohen Sicherheitsspanne: statt der durchschnittlich 6 tatsächlich fruchtbaren Tage, wird der fruchtbare Zeitraum von den Temperaturcomputern auf 14 bis 16 und von dem Hormoncomputer auf etwa 10 Tage erhöht.

Wir stellen Ihnen im Folgenden die unterschiedlichen Modelle der Zyklustester vor.

## Temperaturcomputer

Erhältliche Modelle: Babycomp, Ladycomp, Bioself plus, Cyclotest EASY

Die Messung der morgendlichen Aufwachtemperatur ist das klassische Prinzip der natürlichen Familienplanung. Von allen physiologischen Faktoren, die sich mit dem weiblichen Zyklus verändern, ist die Temperatur am einfachsten zu messen. Daher sind die Zykluscomputer, die auf der Temperaturmethode beruhen auch schon am längsten auf dem Markt und haben sich gut bewährt. Die Fehlerquellen in der praktischen Anwendung sind gering, bei der Messung der Körpertemperatur kann man ei-

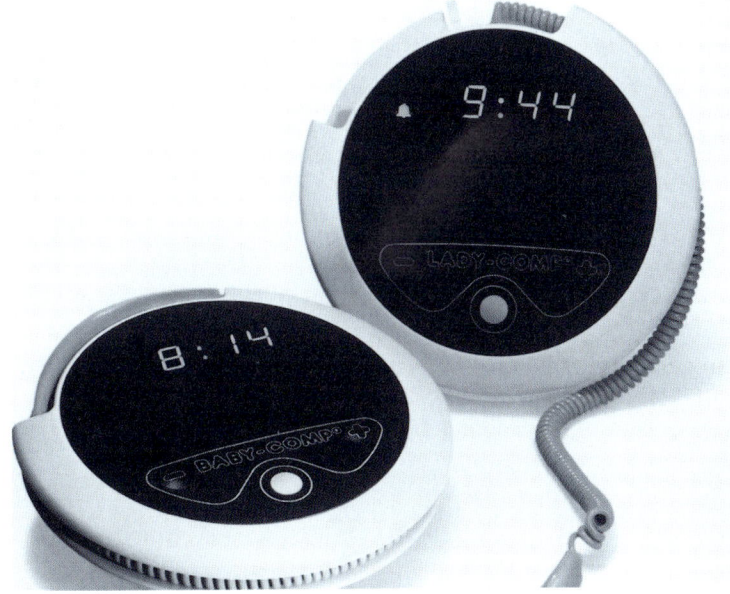

Ladycomp und
Babycomp

95

gentlich nichts falsch machen und die Protokollierung und Interpretation der Werte übernimmt der Computer.

Genauso wie auch bei der klassischen Temperaturmethode, sollte die Messung mit dem Computer jeden Tag etwa zum gleichen Zeitpunkt erfolgen. Unregelmäßigkeiten im Tag- und Nachtrhythmus oder Erkältungen machen sich auch hier bemerkbar. Zwar geben die Hersteller zum Teil an, dass Ausreißerwerte erkannt werden, doch alle Abweichungen erhöhen die Unsicherheit der Methode.

### Ladycomp und Babycomp

Prinzipiell kann man alle Methoden der natürlichen Familienplanung sowohl zur Empfängnisverhütung als auch zur Planung eines Wunschkindes einsetzen. Diesem Umstand trägt der Hersteller der Empfängniscomputer Ladycomp und Babycomp Rechnung, indem er zwei baugleiche Geräte mit gleichem Funktionsprinzip (Temperaturmethode), aber etwas unterschiedlicher Ausstattung anbietet.

Babycomp kann gezielt zur Schwangerschaftsplanung eingesetzt werden, denn er errechnet jeweils den nächsten optimalen Befruchtungstermin. Wird eingegeben, wann Geschlechtsverkehr stattgefunden hat, dann kann der Babycomp den voraussichtlichen Geburtstermin berechen, wenn „es geklappt" hat. Eher unseriös: der Computer erstellt auf Wunsch anhand des Zeitpunktes an dem Geschlechtsverkehr stattgefunden hat, eine Geschlechtsprognose für das werdende Baby.

Liebesleben nach Ampelfarben:
Rot blinkend = hochfruchtbar
Konstant Rot = fruchtbar
Gelb = Computer kann den Wert nicht zuordnen (vorsichtshalber lieber verhüten)
Grün = unfruchtbar

Ladycomp ist der „Verhütungscomputer", der unfruchtbare, fruchtbare und hochfruchtbare Tage aus den gemessenen Temperaturen berechnet. Der eingebaute Wecker erinnert an die programmierte Messzeit (+/- 6 Stunden Abweichung vom Vortag möglich), zu der die orale Messung mit dem Temperaturfühler durchgeführt werden muss. Das Lämpchen am Computergehäuse zeigt den Fruchtbarkeitszustand in Ampelfarben an.

Der Hersteller von Ladycomp behauptet, dass sein Gerät die fruchtbaren und unfruchtbaren Tage des aktuellen Zyklus 6 Tage im Voraus berechnen kann. Hier scheint jedoch Vorsicht geboten. Zu leicht können Störfaktoren den Zyklus durcheinanderbringen und den Eisprung früher stattfinden lassen. Ladycomp kann zu Babycomp aufgerüstet werden, wenn eines Tages statt Empfängnisverhütung Schwangerschaftsplanung auf dem Programm steht. Der Temperaturcomputer Ladycomp ist nach Auswertungen von PRO FAMILIA der ausgereifteste (aber leider auch der teuerste) Kleincomputer zur natürlichen Familienplanung.

## Bioself plus

Der Bioself plus hat ein beiges, brillenetui-großes Gehäuse mit einem fest angebrachten Messfühler unter einer Schutzkappe. Die Anwenderin kann zwischen oraler, vaginaler oder rektaler Messung wählen. Nach 2 Minuten Messzeit zeigt das Gerät die Körpertemperatur mit einer Stelle hinter dem Komma und den aktuellen Fruchtbarkeitsstand an. Der Bioself verlangt, wie auch die klassische Temperaturmethode, Pünktlichkeit: die täglichen Messzeiten dürfen maximal um 2 Stunden voneinander abweichen. Im ersten Anwendungszyklus sollte noch verhütet werden, ab dem 2. Zyklus kann das Computerprogramm nach Herstellerangaben fruchtbare und unfruchtbare Tage schon sicher berechnen.

So begleitet Bioself plus Ihren Zyklus:
Blinkendes Rotlicht = hochfruchtbar
Konstantes Rotlicht = fruchtbar
Grünes Licht = unfruchtbar
Erscheint „Baby?" im Display = Verdacht auf Schwangerschaft

## Cyclotest EASY

Der Cyclotest EASY ist das einfachste Modell der Temperaturcomputer. Das Gerät misst die morgendliche Aufwachtemperatur unter der Zunge. Das große, übersichtliche Display zeigt das Datum und die Körpertemperatur an. Die Eintragung der Daten in ein Kurvenblatt und ihre Auswertung bleibt der Anwenderin überlassen. Dazu kann sie sich jedoch Zeit lassen, denn der Computer speichert bis zu 99 Messungen mit dem dazugehörenden Zyklus- und Kalendertag. Zum Lieferumfang gehört eine Broschüre über natürliche Familienplanung

## Computer für die symptothermale Methode

Erhältliche Modelle: Cyclotest 2 Plus, Mini Sophia

Wer seine Verhütungssicherheit erhöhen möchte, verlässt sich bei den Methoden der Fruchtbarkeitswahrnehmung nicht allein

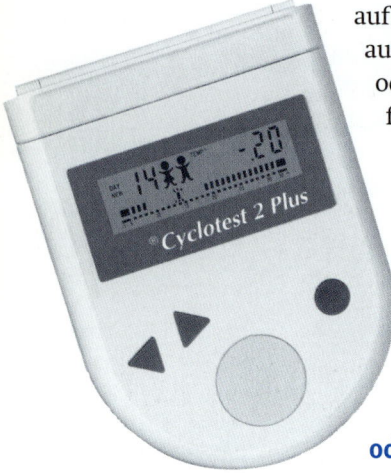

auf die Messung der Basaltemperatur, sondern berücksichtigt auch weitere Fruchtbarkeitszeichen, wie den Zervixschleim oder die Beschaffenheit des Muttermundes. Zwei Empfängniscomputer arbeiten nach dieser double check Methode – sie messen die Basaltemperatur und ermöglichen nach Wunsch die Eingabe von Schleimzeichen. Einen Nachteil haben jedoch die symptothermalen Computer: Während für die reinen Temperaturcomputer kaum Einarbeitungszeit nötig ist, sollten Frauen die mit der symptothermalen Methode verhüten wollen, gelernt haben, ihre Schleimzeichen zu deuten.

### Cyclotest 2 plus: double check pro oder contra Baby nach Wunsch

Beispiel für einen Computer der symtothermalen Methode: Cyclotest 2 Plus

Dies ist der in Deutschland bekannteste Kombinationscomputer. An einem weißen Gehäuse mit gelben Tasten und pink umrandetem Display ist der Messfühler mit einem Kabel in bequemer Länge angebracht. An die pünktliche orale Temperaturmessung (erlaubte Abweichung von der Messzeit max. 2 Stunden) erinnert der eingebaute Wecker.

Etwas gewöhnungsbedürftig: der Temperaturwert wird nicht direkt angegeben, sondern als Abweichung vom persönlichen Mittelwert (zum Beispiel TEMP +0.10 bedeutet, der Wert liegt um 0,1 °C höher als der individuelle Mittelwert). Fieber oder andere ungewöhnliche Temperaturschwankungen werden bei der Berechnung nicht berücksichtigt. Der Ausfall von ein oder zwei Messtagen pro Zyklus wird toleriert. Treten in einem Zyklus mehrere Unregelmäßigkeiten auf, zeigt der Computer vorsichtshalber eine längere fruchtbare Phase an. Für die ersten 6 Anwendungsmonate, bis der Computer genügend Messdaten gespeichert hat, wird ab dem 6. Zyklustag fruchtbar angezeigt, danach grenzt er die fruchtbare Phase immer enger ein.

Cyclotest 2 plus signalisiert Ihre Fruchtbarkeit mit „Babys":
Blinken beide Babys, befinden Sie sich in der hochfruchtbaren Phase. Blinken die Baby abwechselnd, sind Sie wahrscheinlich fruchtbar. Wird kein Baby angezeigt, sind Sie in der unfruchtbare Phase.

Die Verhütungssicherheit kann durch die Eingabe der Beschaffenheit des Zervixschleims erhöht werden. Soll Cyclotest 2 plus zur Planung einer Schwangerschaft eingesetzt werden, kann mit einem speziellen Teststäbchen das Eisprunghormon LH (luteinisierendes Hormon) im Urin nachgewiesen werden. Der

Computer fordert per Displayanzeige auf, den Urintest durchzuführen und berechnet aus der Temperatur und dem eingegebenen LH-Wert die hochfruchtbare Phase vor dem Eisprung. Folgekosten für die Hormonteststäbchen entstehen nur, wenn Cyclotest zur Schwangerschaftsplanung eingesetzt wird.

Eine angenommene Schwangerschaft zeigt das Gerät etwa 18 Tage nach der Befruchtung an und errechnet den voraussichtlichen Geburtstermin.

## Mini Sophia

Mini Sophia ist der Computer für die symptothermale Methode, der die meisten Zusatzparameter erfasst. Das Gerät aus der Schweiz sieht aus wie ein großes Digitalthermometer, der Messfühler ist für orale Messungen ausgelegt. Die integrierte Weckfunktion erinnert an die Messung (Toleranz +/- 2 Stunden von der programmierten Zeit).

Mini Sophia übt eine erweiterte symptothermale Methode durch Einbeziehung möglichst vieler Parameter aus.

Die Besonderheit von Mini Sophia: nicht nur die Schleimbeschaffenheit kann eingegeben werden, sondern zusätzlich 6 verschiedene Vorkommnisse (Menstruation, Schmerzen, Geschlechtsverkehr, Medikamenteneinnahme, Fieber). Erhöhte Temperaturwerte über 37,5 °C werden von der Auswertung ausgeschlossen.

## Hormonmesscomputer Persona

Hormonmesscomputer Persona

Dieser Verhütungscomputer misst die Schlüsselhormone des weiblichen Zyklus im Morgenurin. Der Anstieg des Östrogens, das für die Follikelreifung zuständig ist, markiert den Beginn der fruchtbaren Phase. Durch den Anstieg des LH, das den Eisprung auslöst, kann ihr Ende berechnet werden. Im ersten Anwendungszyklus muss die Hormonmessung mit den Teststäbchen 16-mal durchgeführt werden. In allen weiteren Zyklen wird die Anwenderin vom Computer 8-mal pro Monat zu einer Messung aufgefordert. Hat der Computer genügend Daten über den indivi-

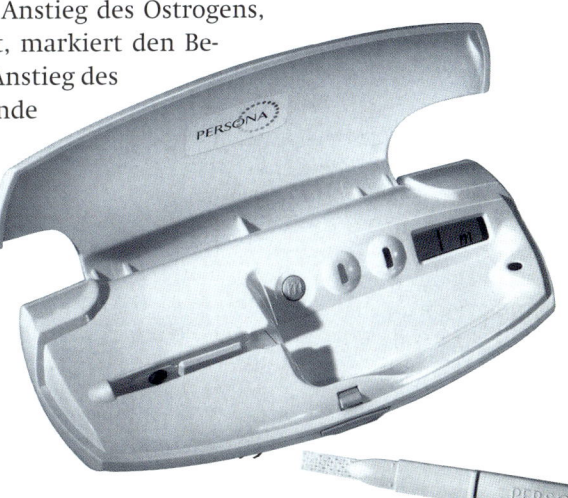

Persona signalisiert „rot" für fruchtbar, „grün" für unfruchtbar und fordert mit „gelb" zur Hormonmessung auf.

duellen Zyklusverlauf gespeichert (etwa drei Zyklen), zeigt er nur noch durchschnittlich an 6 bis 10 Tagen pro Monat „rotes Licht" für die Liebe.

## Mini-Mikroskope zum Schleim- oder Speicheltest

Die Beschaffenheit des Zervixschleims ist ein wichtiger Indikator für die Fruchtbarkeitsphase des Zyklus. Die Schleimbeobachtung zur NFP kann von jeder Frau erlernt werden. Für Frauen, die die Methode zwar anwenden möchten, sich aber die Beurteilung ihres Zervixschleims durch Ansehen und Anfassen nicht zutrauen, sind die Mini-Mikroskope zum Schleim- oder Speicheltest konzipiert.

Zervixschleim oder Speichel, der die gleichen Strukturveränderungen im Verlauf des Zyklus zeigt, wird auf einen Träger aufgetragen und mit 50facher Vergrößerung betrachtet. Der Eisprung soll durch das Auftreten eines typischen Eisblumenmusters einzugrenzen sein. Da nicht bei jeder Frau dieses Kristallisationsmuster auftritt und die Zwischenstufen schwer zu erkennen sind, bieten diese Verfahren keine ausreichende Sicherheit.

Mini-Mikroskope: PC 2000, Plan your Baby, Maybe Baby, PG 53, Donna

## Bunte Kurven: NFP-Auswertung per PC

Wer mit NFP verhüten, aber Kreuzchen im Kurvenblatt nicht selbst machen möchte, kann auf Computerprogramme zurückgreifen, die aus den eingegebenen Temperatur- und/oder Schleimwerten zum Teil sehr aufwändige und farbige Graphiken erstellen und die fruchtbaren und unfruchtbaren Tage berechnen. Bei manchen Paaren hat auch der Partner Spaß daran, den Zyklus der Partnerin computermäßig aufzubereiten. Die Empfängnisverhütung kann so sehr partnerschaftlich gestaltet werden: „Sie" misst, „er" tippt die Werte ein.

Als Beispiel sei hier die aus den Ergebnissen eines vom Bundesministerium für Jugend, Familie, Frauen und Gesundheit beauftragten Modellprojektes zur wissenschaftlichen Überprüfung der Methoden zur natürlichen Empfängnisregelung entwickelte Software der Arbeitsgruppe NFP der Universität Düsseldorf genannt. Das Programm Profam errechnet aus Körpertemperatur und Schleimwerten den Zyklus und zeigt ihn grafisch an. (Direktvertrieb; Adresse im Anhang) Eine kostenlose Demoversion gibt es unter www.sys.org./profam.)

Im Internet gibt es Zyklusprogramme, die zum Teil als Shareware zum kostenlosen Herunterladen angeboten werden. Die Qualität dieser Programme müssen Sie allerdings selbst kritisch überprüfen.

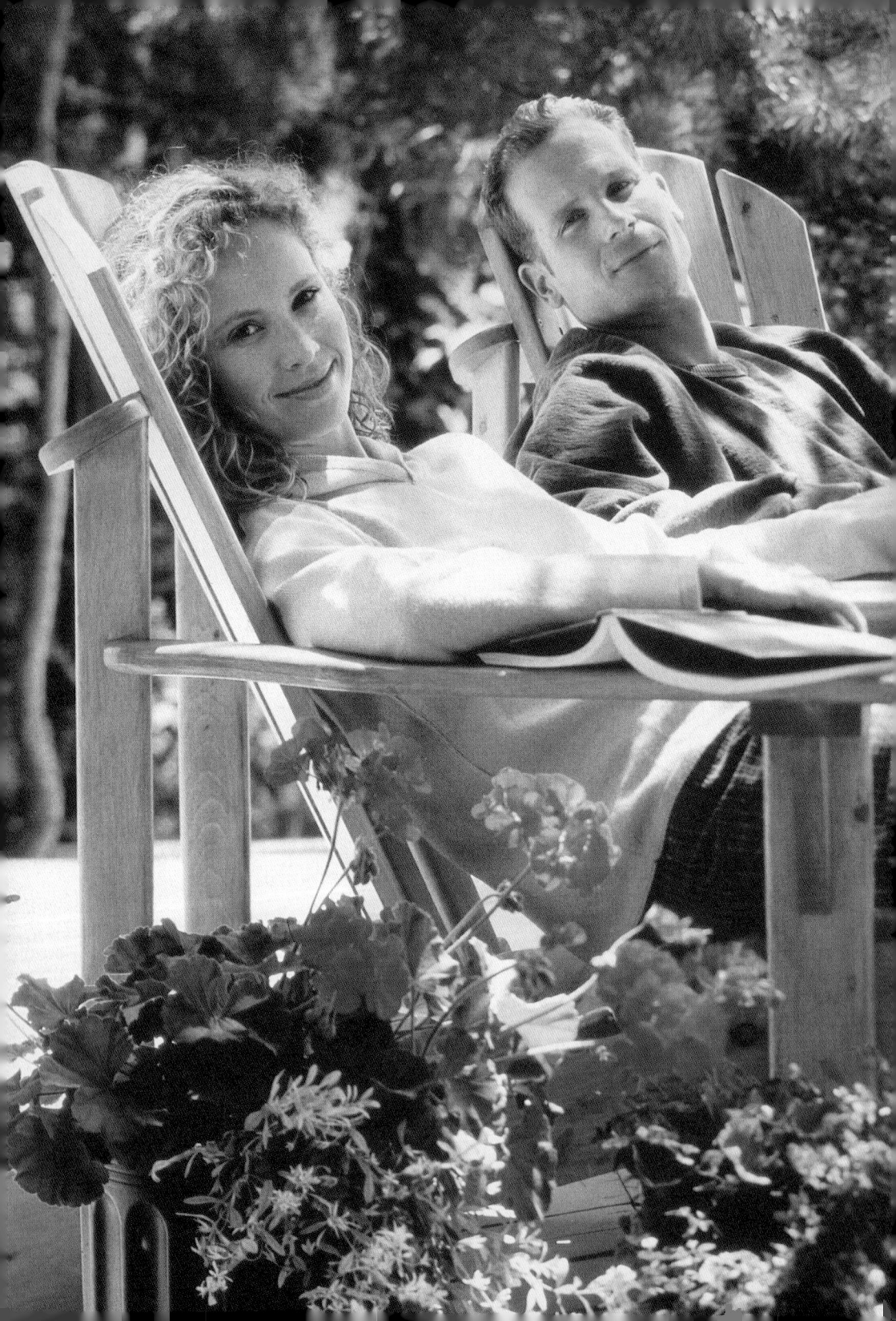

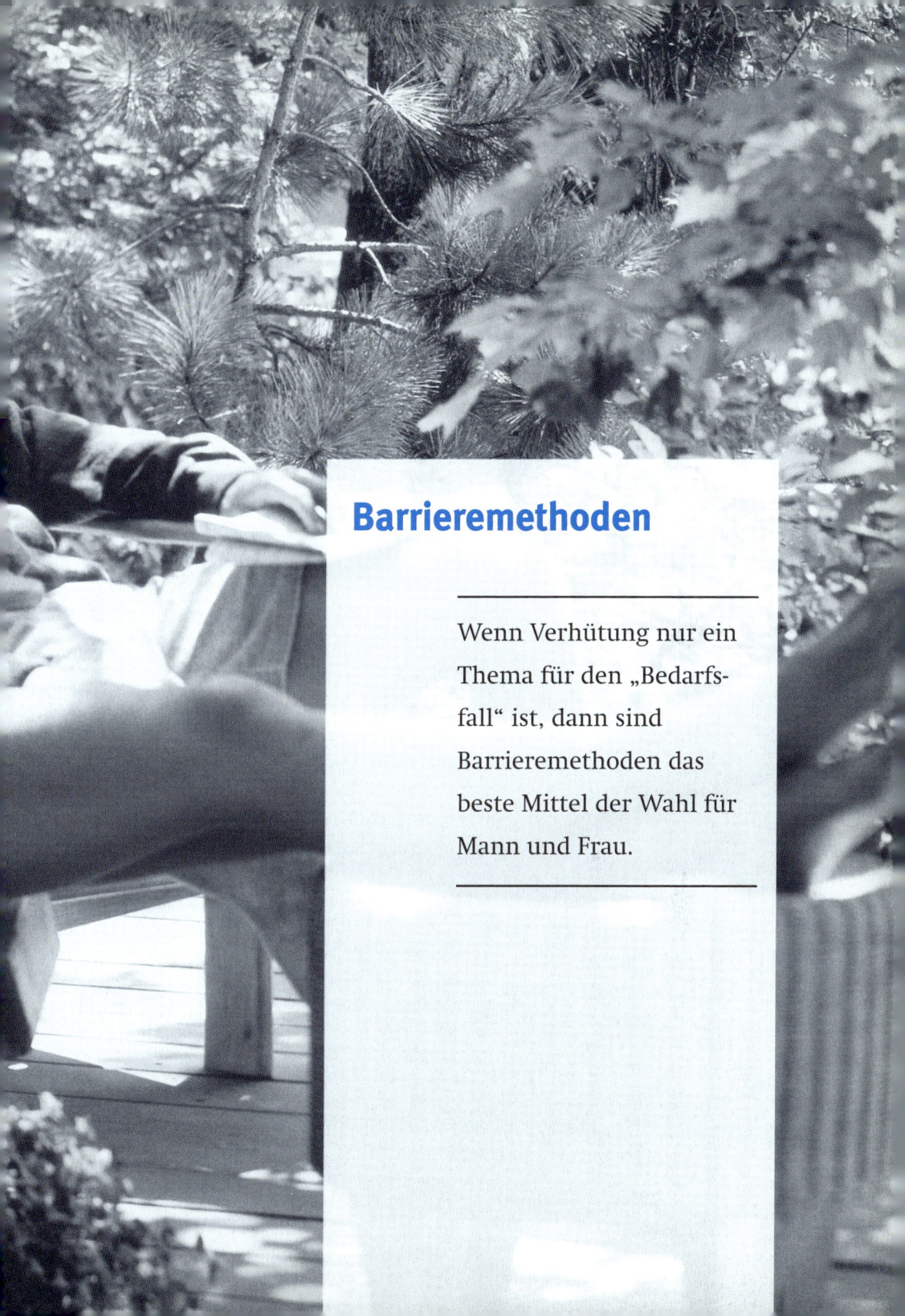

# Barrieremethoden

---

Wenn Verhütung nur ein
Thema für den „Bedarfs-
fall" ist, dann sind
Barrieremethoden das
beste Mittel der Wahl für
Mann und Frau.

---

$D$ie Methoden der Fruchtbarkeitswahrnehmung, die wir Ihnen im vorangegangenen Kapitel vorgestellt haben, würden das Liebesleben für die meisten Paare unzumutbar einschränken, wenn nicht an den fruchtbaren Tagen zuverlässige Verhütungsmittel zur Verfügung stünden, die den Kontakt von Spermien mit dem befruchtungsfähigen Ei unterbinden.

So genannte Barrieremethoden sind immer dann angebracht, wenn nur im „Bedarfsfall" verhütet werden soll. Wie der Name schon sagt, bilden sie eine Barriere, ein Hindernis für Spermien (und in einigen Fällen auch für Krankheitserreger) auf dem Weg in die Gebärmutter.

Barrieremethoden sind unter diesen Begriffen geläufig:
• Chemische Verhütungsmittel
• Mechanische Verhütungsmittel
• Englisch: barriermethods

Die Barriere kann chemischer Natur sein: mit Wirkstoffen, die Spermien abtöten oder sie unbeweglich machen. Der Weg der Spermien kann aber auch durch eine mechanische Blockade versperrt werden. Beiden Methoden ist gemeinsam, dass sie umso sicherer verhüten, je sorgfältiger und sachverständiger sie von der Frau angewendet werden, und dass sie oft erst in der Kombination ihre größtmögliche Verhütungssicherheit erreichen können.

# Chemische Barrieremethoden (Spermizide)

Der Begriff „chemische Verhütungsmethoden" klingt ja so modern. Dabei haben schon die Ägypterinnen vor über 4000 Jahren Vaginaleinlagen aus meist pflanzlichen Stoffen benutzt, die durch ihre Inhaltsstoffe den Samen des Mannes unschädlich machen sollten. In der Volksmedizin waren von jeher solche selbst hergestellten Verhütungsmittel bekannt. Die meisten von ihnen enthalten, wie man heute weiß, organische Säuren, die in erster Linie die Beweglichkeit der Spermien hemmen.

Chemische Barrieremethoden werden auch Spermizide genannt. Sie töten die Spermien ab.

Schwämmchen, die in Zitronensaft oder Essig getränkt werden, sind noch immer in vielen Ländern zur Verhütung gebräuchlich und im Einsatz. Modern an den heute käuflichen spermiziden Verhütungsmitteln sind die Wirkstoffe, die nicht nur die Spermien, sondern auch eine Reihe von Erregern von sexuell übertragbaren Krankheiten abtöten können.

## Barrieremethoden

Hormone und Spirale sind für Sie tabu? Sei es, weil Sie ihrer einfach überdrüssig sind oder weil gesundheitliche Gründe dagegen sprechen? Oder ist Ihr Sexualleben zur Zeit nicht so intensiv, dass eine ständige Verhütung gerechtfertigt wäre?

Wer nur ab und zu verhüten muss, kann auf Barrieremethoden zurückgreifen. Diaphragma oder Portiokappe, in Kombination mit einer spermiziden Creme für „Sie" und/oder Kondom für „Ihn", bieten nicht nur eine akzeptable Verhütungssicherheit, sondern auch zusätzlich Schutz vor Infektionen.

Sollte sich Ihr Partner nicht für Kondome begeistern, können Sie sich mit einem Frauenkondom (Femidom) emanzipieren. Etwas gewöhnungsbedürftig vielleicht, aber die einzige Möglichkeit, sich unabhängig vom Partner vor Infektionskrankheiten wie Aids zu schützen.

Für alle Barrieremethoden gilt: Übung macht den Meister. Ihre Sicherheit wächst mit der Anwendungsroutine.

### Vor- und Nachteile auf einen Blick

**Chemische Barrieremethoden (Spermizide)**
- Cremes, Gel, Zäpfchen, Film mit einer Substanz, die Spermien abtötet oder unbeweglich macht
- Allein zu unsicher, besser in Kombination mit Diaphragma oder Portiokappe
- Muss mindestens 10 Minuten vor dem Verkehr angewendet werden
- Kann unangenehmes Brennen verursachen

**Kondom**
- Schutz vor Schwangerschaft und vor sexuell übertragbaren Infektionen
- Kann leicht erworben und jedezeit angewendet werden

- Anwendung erfordert etwas Übung
- Latexempfindliche können auf Kunststoffkondome ausweichen

**Frauenkondom (Femidom)**
- Schwangerschafts- und Infektionsschutz für Frauen unabhängig vom Partner
- Bisher nur in Apotheken erhältlich, eine Größe für alle Frauen
- Anwendung gewöhnungsbedürftig, aber leicht erlernbar

**Diaphragma**
- In Kombination mit Spermiziden akzeptable Sicherheit
- Muss vom Arzt angepasst werden
- 2 Stunden vor dem Sex eingeführbar, muss danach 8 Stunden in der Scheide verbleiben

**Portiokappe**
- Ausreichende Verhütungssicherheit nur in Kombination mit Spermiziden
- Muss vom Arzt angeapsst wrden
- Muss mindestens 30 Minuten vor dem Sex eingeführt werden, darf erst 8 Stunden danach entfernt werden
- Darf während der Mensturation nicht angewendet werden

**Lea Contrazeptivum**
- Neue Barrieremethode aus Silikon, mit Vorteilen von Diaphragma und Protiokappe
- Muss nicht vom Arzt angepasst werden; Anwendung bei Beratungsstelle erlernen
- Kombiantion mit Spermiziden empfohlen
- Ideal für Wochenendbeziehungen; darf bis zu 48 Stunden im Körper bleiben

**Verhütungsschwämmchen**
- Wird wie ein Tampon eingeführt
- Praktisch aber nicht sehr sicher

## Wie wirken Creme, Zäpfchen und Co.?

Alle in Deutschland als Fertigpräparate käuflichen Spermizide enthalten neben einer zähen Trägersubstanz den Wirkstoff Nonoxinol-9. Diese oberflächenaktiv wirkende Substanz greift schon in geringen Konzentrationen die zarte äußere Zellhülle der Spermien an. Dadurch schrumpft die Samenzelle und stirbt schließlich ab. Dieser Vorgang funktioniert nach dem Alles-oder-nichts-Prinzip. Es kann also nicht geschehen, dass Spermien nur geschädigt werden, aber trotzdem noch ein Ei befruchten und dadurch geschädigte Embryonen entstehen.

Neue in-vitro- Untersuchungen konnten nachweisen, dass der gebräuchliche Wirkstoff in Spermiziden, Nonoxinol-9, sogar den Aids-Erreger inaktiviert. Ob diese Wirksamkeit auch bei Geschlechtsverkehr besteht, muss noch belegt werden.

Spermizide gibt es in unterschiedlichen Zubereitungen – als Gel, Creme, Tabletten, Zäpfchen oder löslichen Film:

Gel oder Cremes sind hauptsächlich zur Kombination mit Diaphragma, Portiokappe oder Lea Contrazeptivum gedacht, können jedoch mittels eines Applikators oder einer speziell geformten Tube auch direkt in die Scheide eingeführt werden. Sie sind nach dem Einführen sofort wirksam.

Zäpfchen (auch Ovula oder Schaumovula genannt) lösen sich durch Körperwärme und Scheidensekret auf und bilden einen zähen Schaum mit einer großen spermizid aktiven Oberfläche. Zäpfchen können bis zu 1 Stunde vor dem Verkehr eingeführt werden. Ein absolutes Muss: nach dem Einführen brauchen sie immer 10 Minuten, um sich aufzulösen und den Wirkstoff zu entfalten.

Tabletten sind nicht mehr so gebräuchlich. Sie müssen vor der Verwendung angefeuchtet werden und brauchen 10 Minuten, bis sie sich aufgelöst haben.

C-Film ist eine dünne Folie, die mit Nonoxinol-9 imprägniert ist und sich durch Körperwärme innerhalb von 10 Minuten auflöst. Der Vorteil der briefmarkengroßen Blättchen: sie riechen im Gegensatz zu den anderen Mitteln nicht so unangenehm.

Befolgen Sie genau die Gebrauchsanweisung. Jedes Präparat hat seine Besonderheiten und die meisten „Pannen" entstehen durch Anwendungsfehler. Egal, welche Anwendungsform Sie wählen, für alle gilt: der Wirkstoff reicht nur für einen Samenerguss. Bei nochmaligem Verkehr müssen sie erneut verwendet werden.

## ■ Nonoxinol-9 – sehr wirksam, aber nicht unproblematisch

Cremes oder Zäpfchen zur chemischen Verhütung erhielten früher oft gesundheitsbedenkliche Wirkstoffe wie Quecksilberverbindungen oder Borsäure und wurden nach und nach verboten. Die heute in Deutschland gebräuchliche Substanz Nonoxinol-9 ist zwar sehr wirksam, besitzt aber auch einige Nachteile. Der Wirkstoff wird über die Scheidenhaut aufgenommen und tritt ins Blut über. Im Tierversuch wurde Nonoxinol auch in der Muttermilch nachgewiesen. Die Ausscheidung verläuft über Leber und Niere und kann diese Organe belasten.

Vorsicht, wenn Sie Spermizide mit Kondomen zusammen verwenden möchten – nicht alle Mittel sind geeignet. Greifen Sie auf Creme oder Gel zurück, das zur Kombination mit Scheidenpessaren geeignet ist.

## Die Alternative zu Chemie

Wer mit Diaphragma, Portiokappe oder Lea Contrazeptivum verhüten möchte, aber die chemischen Spermizide ablehnt oder nicht verträgt, kann auf alternative, allerdings nicht ganz so wirksame Präparate ausweichen.

Das Berliner Zitronensäuregel oder Diaphragma-Gel ist die Wiederbelebung eines alten Rezeptes. Das zähe Verhütungsgel auf der Basis von Weizenstärke, Glyzerin und Zitronensäure wirkt nicht eigentlich spermizid, sondern bildet eine breiige Barriere gegen Spermien und macht sie durch die enthaltene Säure bewegungsunfähig. Sie können das Diaphragma-Gel in Ihrer Apotheke zusammenrühren lassen. Hier das Rezept:

8 g Weizenstärke

11 g Aqua dest.

76 g Glyzerin

4 g Tragant

1 g Zitronensäure

10 g Ethanol (analog Unguentum Glycerini DAB 6)

**Achtung!** Das Zitronengel ist sehr begrenzt haltbar, entwickelt schnell Keime, und ist nur eine mechanische Barriere.

107

Die Wirksamkeit von Spermiziden wird von den Autoren verschiedener Studien unterschiedlich bewertet. Sie reicht von einem Pearl Index von 11,1 (für Schaumtabletten) bis zu 0,3 (für ein Schaumovulum).

Ein ähnlich zusammengesetztes Gel kommt aus Holland und heißt Contracep Grün (60 ml Tube). Dieses Mittel enthält anstelle der Zitronensäure Milchsäure. Sie können es über Apotheken beziehen.

# Mechanische Barrieremethoden

Die Wirkung von Verhütungsmethoden, wie der Pille oder der natürlichen Familienplanung, kann nur verstehen, wer einige Kenntnisse über die biologischen Vorgänge des weiblichen Zyklus besitzt. Die einfache Wirkungsweise mechanischer Verhütungsmittel ist jedoch unmittelbar nachvollziehbar. Dies ist der Grund dafür, dass schon früh die unterschiedlichsten Materialien verwendet wurden, um dem Samen des Mannes den Zugang in den Körper der Frau zu verwehren.

**Mechanische Verhütungsmittel**
Für die Frau: Diaphragma, Portiokappe, Lea contraceptivum, FemCap, Verhütungsschwämmchen, Femidom
Für den Mann: Kondom

## Das Kondom

Kaum ein Verhütungsmittel hat in den vergangenen Jahren einen solchen Imageaufschwung erlebt wie das Kondom. Noch immer ist es das einzige reversible Verhütungsmittel für den Mann. Aber nicht seine Eigenschaft als Empfängnisverhütungsmittel steht heutzutage im Vordergrund, sondern seine Schutzfunktion vor sexuell übertragbaren Erkrankungen – die schwerwie-

Zum Infektionsschutz sollten Kondome bei jedem Geschlechtsverkehr benutzt werden, auch wenn mit anderen Mitteln verhütet wird.

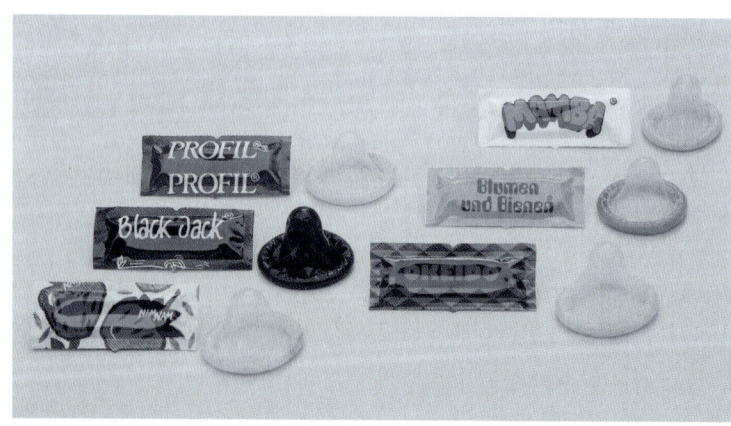

Verschiedene Kondome

gendste ist zweifelsohne Aids. Aber auch vor Genitalherpes, Syphilis, Gonorrhoe (Tripper), Chlamydien, Trichomonaden und Genitalwarzen im Sinne von „safer sex" nicht aber 100%ig schützen Kondome. Richtig angewendet ist das Kondom eine der wirksamsten Methoden, der Verbreitung von sexuell übertragbaren Krankheiten vorzubeugen. Seine Verhütungssicherheit ist nicht so hoch wie die der Pille, aber auch nicht so schlecht wie ihr Ruf. Die Sicherheit hängt natürlich von der richtigen Anwendung ab und die Routine wächst mit der Erfahrung.

Berücksichtigt man das Alter und die Erfahrung der Kondombenutzer, so ergeben sich ganz unterschiedliche Versagerquoten.

**Alles Übungssache.** Kondome sind bei disziplinierter Anwendung und routinierter Handhabung relativ sichere Verhütungsmittel.

## Die Geschichte des Kondoms – Von der Fischblase zum Latexschlauch

Die überlieferte Geschichte des Kondoms geht bis zu König Minos in Knossos (1200 v. Chr.) zurück. Um so bemerkenswerter ist es, wie wenig grundsätzliche Veränderungen das nach der Pille am zweithäufigsten verwendete Verhütungsmittel im Laufe der Zeit erfahren hat. Natürlich änderte sich das Material mit den technischen Möglichkeiten: von König Minos´ Fischblase, den mit Medikamenten getränkten Leinensäckchen des italienischen Arztes Fallopio (im 16. Jh.) und den Hammeldärmen des englischen Hofarztes Contom zu unseren modernen hauchdünnen Latexkondomen.

Immer stand bei der Verwendung von Kondomen eher die Krankheitsverhütung als die Familienplanung im Vordergrund. Im Jahr 1671 schrieb Madame de Sevigné in einem berühmten Brief an ihre Tochter über das Kondom: „Es ist ein Panzer gegen das Vergnügen, aber ein Spinnweb´ gegen die Gefahr". Den Klagen von Madame Sevigné können wir heute nicht mehr zustimmen. Dafür sorgen elektronische Prüfverfahren zur Qualitätskontrolle. Nach den Prüf- und Gütekriterien hergestellte Kondome sind nach der Euro-Norm EN 600 gekennzeichnet, in der Schweiz ist das „ok"-Gütesiegel zuständig.

Kondome sind schon längst nicht mehr nur in Apotheken und Drogerien zu haben, sondern können auch ganz diskret im Supermarkt oder über den Versandhandel erstanden werden. Fast die Hälfte des Verkaufes läuft über Kondomautomaten, man braucht also keine Befürchtung zu haben, dass man hier nur überalterte Ware bekommt. Ein Blick auf das Verfallsdatum genügt zur Kontrolle.

Eine Statistik belegt, dass das Kondom in der Gruppe der 25 bis 34 jährigen Männer mit 24 Monaten Anwendungserfahrung einen Pearl-Index von 6,0 hat. Bei Männern über 35 Jahren mit etwa gleich langer Kondom-Erfahrung wurde ein Pearl-Index von 1,3 erreicht. Hatten Männer in dieser Altergruppe 49 Monate Erfahrung mit Kondomen, so erreichte der Pearl-Index sogar 0,7.

## Kondome – sensibel und dünnhäutig

Gummi, Pariser, Präservativ, Verhüterli: egal, wie Mann sie nennt, Kondome sind (wieder) in.

Ein Kondom zu beschreiben ist eigentlich überflüssig. Jeder Erwachsene hat wohl schon mal eines gesehen. Dennoch soll der Gebrauch an dieser Stelle erklärt werden, da der richtige Umgang mit einem Kondom häufig ein Buch mit sieben Siegeln ist.

Heute gibt es Kondome in den unterschiedlichsten Formen, Farben und Größen. Im Prinzip ist ein Kondom ein transparenter, glatter, dünner, hoch dehnbarer Schlauch aus Naturgummi (Latex). Der Schlauch endet am oberen Ende in einem zipfelförmigen Reservoir für das Ejakulat und am unteren Ende in einem dünnen elastischen Ring. Die Oberfläche der Kondome ist mit einem Gleitmittel behandelt. Im unbenutzten Zustand ist das Kondom aufgerollt und gleicht einem Hütchen mit Krempe.

Als Erfinder und Namensgeber für das Kondom gilt der englische Arzt Contom, der Hammeldärme als „Präservativ" gegen Geschlechtskrankheiten am Hofe Charles II. von England (1660-1685) einführte. Dafür wurde er sogar zum Ritter geschlagen. Die Franzosen bezeichnen noch heute ein Kondom als „Capote anglaise" (englische Kapuze).

Nur noch selten gibt es auch trockene und leicht gepuderte Sorten. Größere Verbreitung finden Kondome in Sondergrößen: besonders eng anliegende, taillierte oder übergroße Modelle. Farbige Kondome oder solche in verschiedenen Geschmacksrichtungen oder mit leichten Oberflächenstrukturen, die das Gütesiegel EN 600 tragen, sind echte Verhütungsmittel. So genannte Fun-Kondome mit Noppen oder anderer Oberflächenstruktur dienen nur dem Spaß im Bett, nicht der Sicherheit.

Für Latexempfindliche gibt es äußerst reißfeste Kondome aus Polyurethan (Avanti-Kondome), einem ähnlichen Material aus dem das Frauenkondom (Femidom) hergestellt ist. Das Material eines Kondoms ist mit 0,04 bis 0,08 mm dünner als menschliche Haut, es ist hoch elastisch und dehnbar, aber superempfindlich gegenüber spitzen und scharfen Einwirkungen. Bei der Benutzung spielt das eine große Rolle. Was sich anfühlen soll wie eine zweite Haut, möchte auch so sanft behandelt werden. Die liebevolle Anwendung des Kondoms kann in ein gefühlvolles partnerschaftliches Vorspiel eingebaut werden.

## Der Kondom-Knigge

**Auspacken:** Schon hier kann viel falsch gemacht werden. Reißen Sie die Verpackung nur an der markierten Stelle und helfen Sie nicht mit den Zähnen nach, wie Sie das sonst vielleicht ab und an bei Verpackungen zu tun pflegen. Vorsicht mit Fingernägeln und Schmuck. Intimschmuck killt jedes Kondom.

**Überstreifen:** Warten Sie nicht zu lange damit! Etwas Samenflüssigkeit mit Spermien kann schon vor dem Verkehr austreten. Ziehen Sie die Vorhaut des erigierten Penis zurück und setzen Sie das zusammengerollte Kondom so auf die Eichel auf, dass der Wulst des aufgerollten Teiles nach außen zeigt. Jetzt drücken Sie mit Daumen und Zeigefinger einer Hand die Luft aus dem Reservoir heraus. Es bleibt ein Reservoir für die Samenflüssigkeit an der Spitze des Kondoms frei. Mit der anderen Hand rollen Sie nun das Kondom ganz über den Penis ab bis zum Schaft. Dem genussvollen Sex steht jetzt nichts mehr im Wege.

**Gleitmittel:** Einige Kondome sind bereits mit Gleitmitteln beschichtet. Sollte das nicht ausreichen, dann dürfen Sie allerdings nur Gleitmittel auf Wasserbasis verwenden (gibt's in der Apotheke oder in Drogerien). „Hausmittel" wie Vaseline, Creme oder Bodylotion enthalten Öle, die jedes Kondom innerhalb weniger Minuten ruinieren. Schon allein frisch eingecremte Hände können dem Gummi nachhaltig schaden.

**Und danach?** Nach dem Orgasmus erschlafft der Penis. Halten Sie deshalb das Kondom am Penisschaft fest, wenn der Penis aus der Scheide herausgezogen wird. Auf diese Weise vermeidet man das versehentliche Abrutschen. Ziehen Sie das Kondom so vom Penis ab, dass keine Samenflüssigkeit herausläuft. Das gebrauchte Kondom gehört in den Abfall, keinesfalls in die Toilette!

Versteht sich von selbst, kann aber nicht oft genug wiederholt werden: selbstverständlich wird jedes Kondom nur einmal verwendet!

**Qualität:** Verwenden Sie nur Kondome mit der Euronorm EN 600 und achten Sie auf das Verfallsdatum.

Zu empfehlen ist auf jeden Fall: üben, üben, üben.

Vielleicht möchte der Mann zuerst einmal alleine, bei der Selbstbefriedigung, erste Erfahrungen sammeln, bevor er zusammen mit seiner Partnerin Kondome beim Liebesspiel anwendet. Mit einigem Geschick artet der Umgang mit dem Kondom so nicht zu dem gefürchteten peinlichen und ungeschickten Gefummel aus, sondern wird zu einem ganz selbstverständlichen Bestandteil eines lustvollen Vorspiels.

**Vorsicht bei Scheidenin-
fektionen!** Obwohl Kon-
dome empfohlen wer-
den, um die Ausheilung
von Scheideninfektionen
zu fördern, ist Vorsicht
geboten. Die meisten
Salben zur Therapie von
Scheideninfektionen sind
auf Öl- oder Fettbasis
und greifen Kondome an.
Es gibt aber auch kon-
domfreundliche Medika-
mente. Achten Sie auf
den Beipackzettel.

Kondome sind nach wie vor das einzige Verhütungsmittel, das
vor unerwünschter Schwangerschaft *und* sexuell übertragbaren
Infektionen schützt!

### Keine Panik bei einer Panne

Die Verhütung mit Kondomen hat einen Vorteil, den kein anderes Verhütungsmittel bietet: eine Panne oder ein Missge-
schick kann sofort erkannt werden. Nach dem Abstreifen des
Kondoms genügt ein kurzer Blick und man sieht, ob die Samenflüssigkeit wirklich im Reservoir aufgefangen wurde oder
ob das Kondom undicht war. Auch ein Abrutschen oder Einrei-
ßen ist offensichtlich. Wenn so etwas passiert, ist das kein
Grund zur Panik. Im Notfall kann ein Arzt die „Pille danach" verschreiben: das sind Hormonpräparate, die innerhalb von 48 (bei
einem neuen Medikament innerhalb von 72) Stunden nach einem ungeschützten Verkehr eingenommen werden müssen
(siehe auch „Nachträgliche Empfängnisverhütung).

Die Kombination von
Kondom plus Spermizid
bringt keine deutliche
Verbesserung der Verhü-
tungssicherheit. Ob sich
dadurch eine verbesserte
HIV-Prophylaxe erreichen
lässt, ist noch nicht eindeutig geklärt.

### Femidom – Das Frauenkondom

Kondome bieten als einzige Verhütungsmittel einen weitge-
henden Schutz gegen sexuell übertragbare Erkrankungen wie
Aids. Obwohl sie längst ganz selbstverständlich ihren Weg in die
Handtaschen von Frauen gefunden haben, ist die Infektions-
prophylaxe doch immer von der Kooperation des (neuen) Sexu-
alpartners abhängig. Das Frauenkondom versetzt Frauen in die
Lage, sich unabhängig von dem Partner zu schützen und safer
sex zu haben.

Ein Femidom ist ein weiches, schlauchartiges Futteral aus sehr
reißfestem Polyurethan-Kunststoff, das in die Vagina eingeführt
wird und sie wie eine zweite Haut auskleidet. Es muss nicht von
einem Arzt angepasst werden, die Einheitsgröße von etwa 17 cm
Länge (etwa so lang wie ein ausgerolltes Männerkondom) passt
allen Frauen. Das Femidom hat an seinem geschlossenen Ende
einen beweglichen, elastischen Innenring (mit 65 mm Durchmesser), der zusammengedrückt wird, um das Kondom einzuführen und der das Kondomende ähnlich wie ein Diaphragma
vor dem Muttermund fixiert. Das offene Ende wird von einem

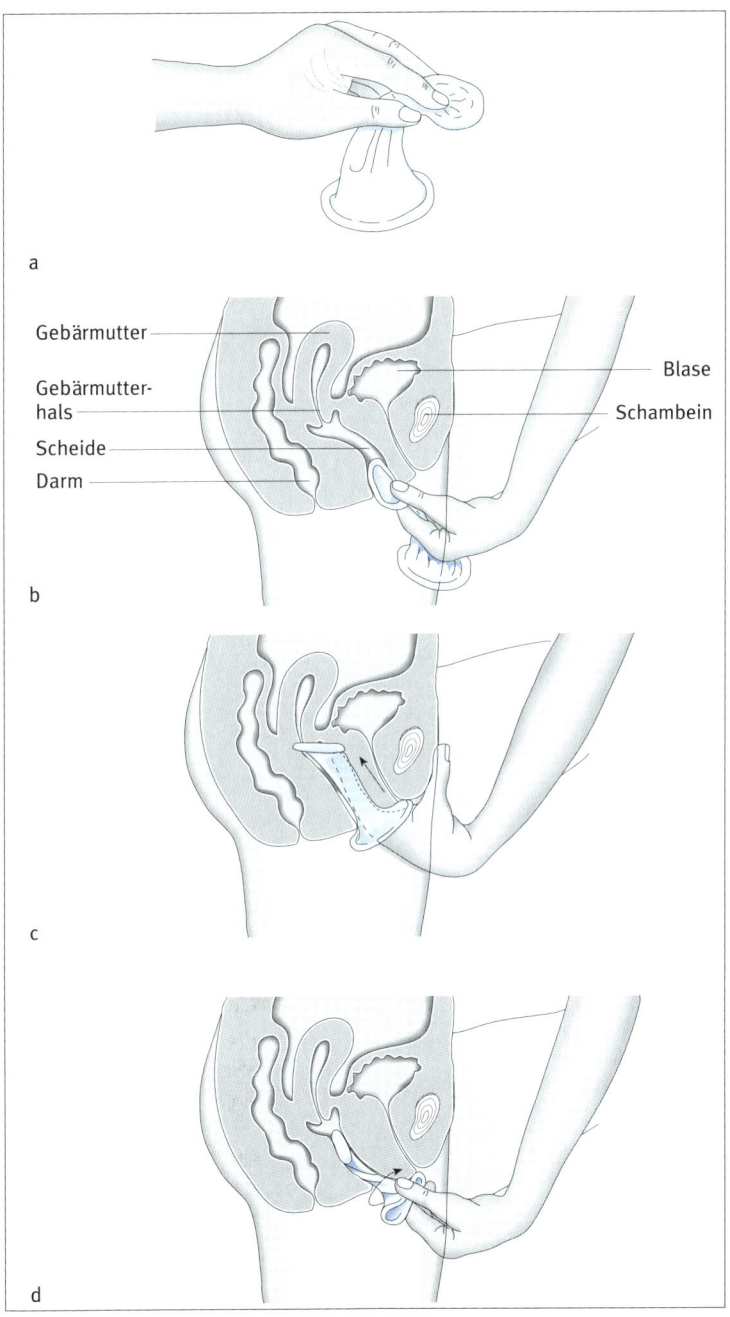

a

Gebärmutter

Gebärmutter-hals

Scheide

Darm

Blase

Schambein

b

c

d

Einsetzen und Entfernen eines Frauenkondoms. Inneren Ring mit Daumen und Zeigefinger zusammendrücken, Zeigefinger dazwischenlegen (a) und das Femidom in die Scheide einführen (b). Mit Zeige- und Mittelfinger innerhalb des Femidoms den inneren Ring tief in die Scheide schieben (c). Entfernen des Kondoms (d).

Das Frauenkondom gibt es noch nicht lange genug, um genaue Angaben zu seiner Verhütungssicherheit zu machen. Die Versagerrate für das erste Anwendungsjahr liegt zwischen 3,5 und 26.

## ■ Wie wird ein Frauenkondom benutzt?

**Einführen des Femidoms:** Halten Sie das Kondom am oberen, geschlossenen Ende. Sie drücken den inneren Ring zusammen und führen das Femidom ein so weit es geht. Finden Sie die für Sie bequemste Stellung dafür heraus: mit einem Bein auf Stuhl oder Bettkante, im Sitzen, im Hocken. Es ist nicht schwieriger als einen Tampon einzuführen. Schieben Sie das Kondom noch einmal mit einem Finger nach, Sie können jetzt spüren, dass der Ring hinter dem Schambeinknochen liegt. Der Ring des offenen Endes bleibt außerhalb der Scheide, vor den Schamlippen liegen. Das Kondom darf nicht verdreht sein. Nach Wunsch können Sie zusätzlich ein Gleitmittel direkt in das Femidom hinein geben.

**Pannen mit dem Femidom:** Ganz selten kann es passieren, dass der Penis des Partners neben dem Kondom in die Scheide eindringt oder das Femidom in die Scheide hineinrutscht. In diesen Fällen gilt wie auch bei der Verhütung mit Männerkondomen: die „Pille danach" lässt Pannen folgenlos bleiben.

**Entfernen des Frauenkondoms:** Ziehen Sie das Femidom nach dem Sex aus der Scheide heraus, bevor Sie aufstehen. Das geht am einfachsten, wenn Sie den unteren Ring einmal um sich selbst drehen (damit verschließen Sie den Schlauch) und das Kondom vorsichtig aus der Vagina herausziehen. Entsorgt wird das Kondom nur im Abfall, nicht in die Toilette.

Auch das Femidom wird nur einmal benutzt!

Sie können das Frauenkondom in Österreich und der Schweiz in der Apotheke kaufen, in Deutschland müssen Sie es noch in Apotheken oder über online shops bestellen. Leider ist es nicht ganz billig: Ein Stück kostet ungefähr 3 Euro.

Das Frauenkondom ist unter dem Namen Femidom (abgeleitet aus female condom) bisher nur in den USA, England und der Schweiz, erhältlich. In Deutschland kann es über internationale Apotheken bestellt werden. Auch einige online shops bieten es an.

etwas größeren Ring vor der Scheide gehalten. Er verhindert, dass das Femidom in die Scheide hineinrutscht und bedeckt die inneren und teilweise auch die äußeren Schamlippen.

Das materialtypische „Knistern" des Frauenkondoms beim Verkehr kann durch die Verwendung von zusätzlichem Gleitmittel behoben werden.

Im Gegensatz zu den anderen mechanischen Barrieremethoden bedeckt das Femidom die gesamte Scheidenhaut und bietet dadurch einen effektiven Schutz vor Krankheitserregern, die beim Geschlechtsverkehr übertragen werden können.

## Das Diaphragma

Obwohl die Blütezeit der Verhütung mit Diaphragma in den 50er Jahren lag und mit Entwicklung der hormonellen Verhütungsmethoden fast in Vergessenheit geriet, ist die Gummikappe trotzdem kein „alter Hut". Viele Frauen schwören noch immer auf ihr Diaphragma und verhüten damit auch relativ sicher.

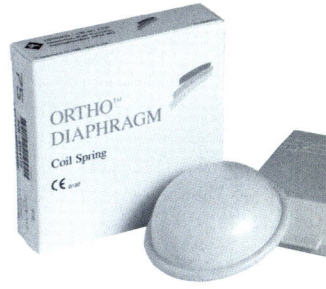

So kann ein Diaphragma aussehen

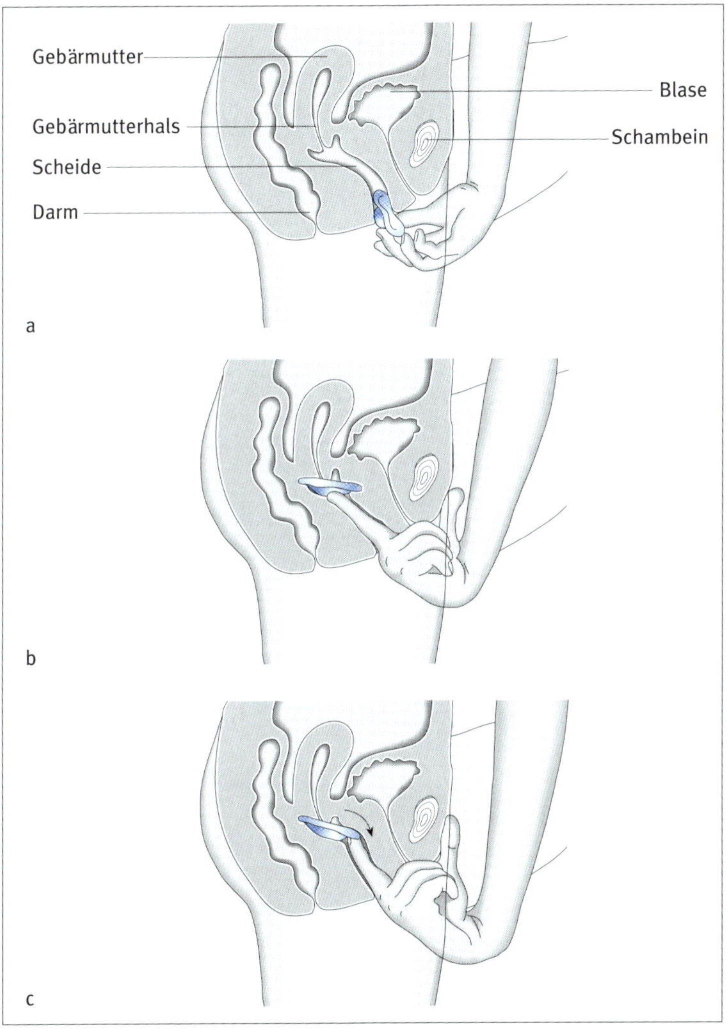

Gebärmutter

Gebärmutterhals

Scheide

Darm

Blase

Schambein

a

b

c

Einsetzen des Diaphragmas. Zwischen Daumen-, Zeige- und Mittelfinger zusammendrücken und tief in die Scheide einführen (a), dann loslassen und mit dem Finger den vorderen Rand in die Schambeinnische schieben. Anschließend durch die Membran den Muttermund ertasten und den Sitz kontrollieren (b). Zur Entfernung wird mit leicht angewinkeltem Zeigefinger am vorderen Rand gezogen (c).

## Die Handhabung des Diaphragma

**Vorbereitung:** Verwenden Sie das Diaphragma nur in Kombination mit einem samenabtötenden Mittel. Die Creme oder das Gel wird großzügig auf die Wölbung der Kappe aufgetragen (etwa 1 Teelöffel voll). Früher wurde empfohlen, auch den Rand zu bestreichen, das stört aber nur beim Einführen und bringt keinen zusätzlichen Schutz.

**Einsetzen:** Sie können das Diaphragma bis zu 2 Stunden vor dem Verkehr einsetzen, aber nicht früher, weil sonst die Scheidensekrete die spermizide Creme verdünnen und unwirksam machen. Drücken Sie den Rand der Kappe mit Daumen und Zeigefinger zusammen und führen Sie das Diaphragma an der hinteren Scheidenwand entlang so tief wie möglich in die Scheide ein. Die dafür bequemste Stellung kennen Sie schon, wenn Sie Tampons verwenden, sonst probieren Sie aus, wie es für Sie am einfachsten ist, im Sitzen, Hocken oder Liegen. Sobald Sie das eingeführte Diaphragma loslassen, öffnet es sich. Mit Zeige- oder Mittelfinger schieben Sie nun den vorderen Diaphragmarand hoch bis hinter das Schambein. Sie können nun den korrekten Sitz der Gummikappe kontrollieren: sie sitzt richtig, wenn Sie den Muttermund durch die Kappe hindurch ertasten können. Sie und ihr Partner werden die weiche Gummikappe beim Verkehr nicht spüren.

**Nach dem Verkehr** bleibt das Diaphragma mindesten 8 Stunden in der Scheide liegen. Die spermizide Creme braucht diese Zeit, um auch wirklich alle Spermien abzutöten. Möchten Sie in dieser Zeit noch mal Verkehr haben, müssen Sie neue Creme einführen (dazu gibt es spezielle Applikatoren) und nach dem letzten Verkehr 8 Stunden warten. Während der „Wartezeit" sollten Sie nicht schwimmen gehen oder baden, damit kein Wasser in die Scheide eindringt und die Creme verdünnt. Duschen ist unproblematisch. Länger als 24 Stunden sollte das Diaphragma jedoch nicht liegen bleiben, um eine Stauung von Scheidensekret und übelriechenden Ausfluss zu vermeiden. Diaphragmen, die einfach vergessen werden, können die extrem seltene Komplikation des toxischen Schocksyndroms verursachen, eine schwere Erkrankung, die durch bakterielle Toxine (Gifte) ausgelöst wird.

**Entfernen:** 8 Stunden nach dem letzten Verkehr wird das Diaphragma aus der Scheide herausgezogen. Dazu greifen Sie mit dem Zeigefinger hinter den vorderen Rand und ziehen es vorsichtig nach unten. Vorsicht bei scharfen Fingernägeln. Ein Diaphragma ist zwar nicht so dünn wie ein Kondom, aber trotzdem empfindlich.

**Pflegen:** Spülen Sie das Diaphragma mit warmem Wasser ab und trocknen Sie es mit einem weichen Tuch. Desinfizieren ist nicht nötig, außer wenn Sie unter einer Pilz- oder anderen Infektion der Scheide leiden. Dann müssen Sie das Diaphragma 15 bis 20 Minuten in 70%igen Isopropyl-Alkohol (aus der Apotheke) einlegen. Einpudern mit Stärkepuder (nicht mit Talkum!) pflegt und nimmt Restfeuchtigkeit auf. So können Sie das Diaphragma in der dazugehörenden Box aufbewahren. Kontrollieren Sie es regelmäßig auf Risse und poröse Stellen. Ein Diaphragma hält bei guter Pflege mehrere Jahre, der Latexgummi verfärbt sich jedoch nach 1 bis 2 Jahren und wird unansehnlich.

**Wichtig:** Wenn Sie eine Vaginalinfektion haben und sich mit einer Creme gegen Pilzinfektionen behandeln müssen, können Sie nicht mit Diaphragma (auch nicht mit Kondom) verhüten, weil die meisten dieser Cremes auf Ölbasis hergestellt sind und den Latex angreifen.

---

Das Diaphragma ist eine weiche kuppelförmige Kappe aus Latex, die vor dem Verkehr in die in die Scheide eingesetzt wird. Dort sitzt sie wie eine Schutzwand vor der Gebärmutter, schließt jedoch nicht hermetisch ab (im Gegensatz zur Portiokappe, siehe S. 118). In den Rand des Diaphragmas ist je nach Modell eine flexible Spiralfeder oder eine Flachfeder aus Metall eingebettet, die der Gummikappe Elastizität und gleichzeitig Festigkeit verleiht.

Das Diaphragma wirkt zwar als mechanische Barriere gegen das Eindringen von Spermien in die Gebärmutter, ausreichenden Schutz vor Empfängnis bietet es jedoch nur in der Kombination mit eines spermiziden Gels, für das es als großflächiger Träger dient.

Die Gummikappe ist nach dem korrekten Einführen fest zwischen hinterem Scheidengewölbe und der Nische hinter dem Schambein verankert. Damit sie richtig sitzt, muss sie vom Arzt angepasst werden. Die passende Größe (zwischen 60 und 95 mm Durchmesser; zumeist 70, 75 oder 80 mm) wird durch Ausmessen der Strecke zwischen Muttermund und Schambein bestimmt und durch das Einsetzen von Messringen überprüft. Nach einer Geburt, Abtreibung oder Operation kann sich die er-

Diaphragma kommt aus dem Griechischen und bedeutet Zwischen- oder Scheidewand. Ein anderer Name für das Verhütungsmittel lautet Scheidenpessar.

Sind Sie allergisch? Für Menschen mit Latexallergie eignen sich beispielsweise Avanti-Kondome (3 Stück für 10 Euro), das Silikon Diaphragma Wide Seal (rund 37 Euro) oder das FemCap aus Silikon als Portiokappe.

Bei korrekter Anwendung und in Kombination mit einer spermiziden Creme erreicht das Diaphragma einen Pearl Index um 4.

forderliche Größe ändern. Das Diaphragma muss dann neu angepasst werden.

Auch den richtigen Umgang mit dem Diaphragma, das Einsetzen, Überprüfen und die Entfernung wird Ihnen der Arzt oder eine Beraterin in einem Beratungszentrum zeigen. Gönnen Sie sich eine Lernphase mit dem neuen Verhütungsmittel: wenn Sie beispielsweise planen, von der Pille oder Spirale auf das Diaphragma umzusteigen, so können Sie den Umgang mit ihm schon erlernen, solange Sie noch zusätzlich verhüten.

## Die Portiokappe

Die Portiokappe ist rein optisch die kleine Schwester des Diaphragmas, funktioniert aber anders. Während das Diaphragma von den Scheidenwänden gehalten wird und hauptsächlich als Trägerfläche für die spermizide Gels fungiert, sitzt die Portiokappe direkt auf dem Muttermund und saugt sich an ihm fest. Sie wird deshalb auch Okklusivpessar genannt. Die Portiokappe bildet zwar eine dichtere mechanische Barriere als das Diaphragma, sie wird aber dennoch nur in Verbindung mit einem spermiziden Mittel empfohlen. Der Arzt passt die Kappe individuell an und wählt aus zwei gängigen Modellen das geeignete aus:

Die Verhütungssicherheit der Portiokappe ist deutlich geringer als bei einem Diaphragma: Pearl Index zwischen 7 und 20.

Die Prentif-Kappe ähnelt einem Fingerhut mit einem wulstigen Rand. Sie saugt sich direkt am Muttermund fest und ist nur geeignet, wenn die Oberfläche des Muttermundes glatt ist. Sie wird am häufigsten verwendet.

Die Vimule-Kappe kann auch bei unregelmäßiger Oberfläche des Muttermundes verwendet werden, da sich ihr breiter Rand an der Wand der Scheide festsaugt.

FemCap ist eine neue Art von Portiokappe aus Silikon, die sich mit ihrem weichen Rand besonders gut dem Muttermund anpasst. Es gibt sie indrei Größen: 22, 26 und 30 cm. Der Form nach ähnelt sie einer Matrosenmütze – ein sehr ausgetüfteltes Design. Das Material Silikon hält quasi ewig. Bei Infektionen kann die FemCap ausgekocht (sterilisiert) werden.

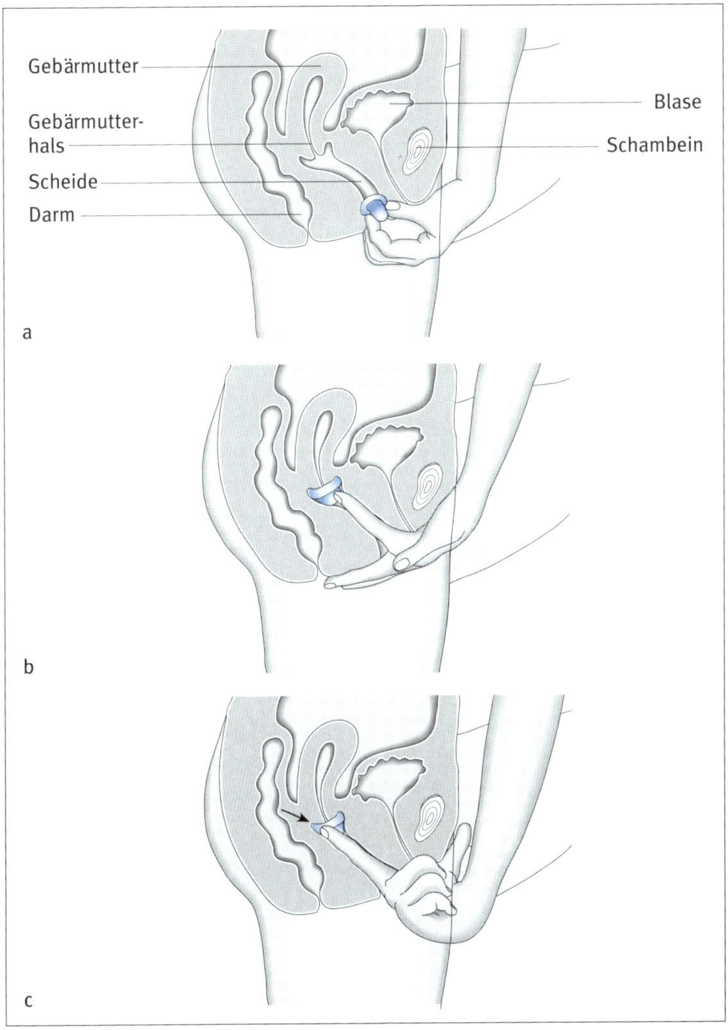

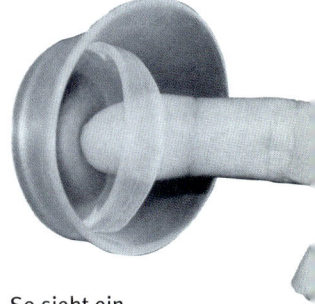

Gebärmutter

Gebärmutter-
hals

Scheide

Darm

Blase

Schambein

a

b

c

Einsetzen der Portiokap-
pe. Das Gummihütchen
wird gefaltet, mit der Öffnung nach oben einge-
führt und über den Mut-
termund gestülpt (a),
dann wird mit dem Zeige-
finger die „Rundum-Kon-
trolle" durchgeführt (b).
Zur Entnahme drückt der
Zeigefinger den Rand
seitlich weg (c).

So sieht ein
FemCap aus

Früher, da setzte der Arzt die Portiokappe ein und entfernte sie
erst vor der nächsten Menstruation wieder. Diese Abhängigkeit
von häufigen Arztbesuchen machte das Verhütungsmittel so
unbeliebt. Heute werden die Frauen von ihrem Arzt oder ihrer
Ärztin ausführlich instruiert, so dass sie die Kappe selbst einsetzen und diese auch wieder selbst entfernen können, ohne
den Arzt aufsuchen zu müssen.

### ■ Anwendung der Portiokappe

Die Portiokappe wird wie ein Diaphragma eingesetzt – lassen Sie sich unbedingt ausführlich in die Handhabung einweisen. Im Unterschied zum Diaphragma muss sie aber mindestens 30 Minuten vor dem Verkehr eingesetzt werden, damit sie sich fest auf dem Muttermund anzusaugen kann.
Erst 6–8 Stunden nach dem letzten Verkehr darf die Portiokappe entfernt werden. Entgegen früheren Angaben sollte sie nicht länger als 24 Stunden in der Scheide verbleiben.

### Nebenwirkungen und Kontraindikationen

Während der Menstruation kann nicht mit der Portiokappe verhütet werden. Frauen, die häufig Genitalentzündungen haben oder hatten, sollten auf andere Verhütungsmethoden zurückgreifen. Weil die Portiokappe fest auf dem Muttermund aufsitzt, entstehen dort manchmal Abschürfungen oder Druckstellen. Häufigste Versagerursache ist das Abrutschen der Kappe während des Verkehrs.

## Lea Contrazeptivum – die Designalternative

Diaphragma und Portiokappe haben beide Vor- und Nachteile. Das Diaphragma ist leichter zu handhaben und behindert nicht den Abfluss von Scheidensekret, die Portiokappe bietet dafür eine besser abschließende Barriere gegen Spermien. Aus der Erfahrung mit beiden Verhütungsmitteln wurde das Lea Contrazeptivum entwickelt, das die Vorteile beider Methoden hat.

Der wulstige, lippenförmige Rand des Contrazeptivums ist dem hinteren Scheidengewölbe angepasst, das bei allen Frauen nahezu gleich groß ist – deshalb gibt es nur eine Einheitsgröße.

Das Pessar umschließt den Muttermund und wird durch zwei Mechanismen unverrückbar gehalten: den Rand hält die Scheidenwand, und ein Sog, der entsteht, wenn durch das Ventil Luft entweicht, fixiert es fest über dem Muttermund. (Volumenprinzip: Lea füllt das Volumen des hinteren Scheidengewölbes aus.)

Der schmerzlose Unterdruck verhindert zuverlässig, dass Spermien in die Gebärmutter eindringen. Wie auch bei den beiden anderen Pessaren wird die Sicherheit durch Kombination mit spermiziden Mitteln erhöht. In den USA hat Lea allerdings keine Zulassung von den zuständigen Behörden bekommen, da seine Sicherheit fraglich ist.

## Wie verwenden Sie das Lea Contrazeptivum?

Die Anwendung des Contrazeptivums ähnelt der des Diaphragmas. Die besondere Konstruktion des Pessars bietet einige Vorteile. Einmal eingeführt, braucht man sich ein ganzes Wochenende nicht mehr um das Thema Verhütung zu kümmern. Die wiederstandsfähige Silikonkuppe kann viele Jahre lang benutzt werden, allerdings verfärbt sich das Material nach einigen Monaten.

### Wo bekommen Sie das Lea Contrazeptivum?

Das neuartige Pessar muss nicht vom Arzt angepasst werden und kann rezeptfrei in jeder Apotheke oder über online shops bezogen werden. Sinnvoller ist es jedoch, Lea dort zu kaufen, wo man Sie beraten und in die Methode einweisen kann.

Das Lea Contrazeptivum soll sicherer als Diaphragma oder Portiokappe sein. In Kombination mit einer spermiziden Creme erreicht es nach den bisherigen geringen Erfahrungen einen Pearl Index von 2.

## Verhütungsschwämmchen

Rezeptfreie Verhütungsschwämmchen sind der Today Sponge, mit dem samenabtötenden Wirkstoff Nonoxinol-9 behandelt, und der Benzaltex-Schwamm aus der Schweiz, mit dem spermiziden Stoff Benzalkoniumchlorid. In Deutschland gibt es die Schwämmchen nur über Apotheken oder online shops. Die Schwämmchen gibt es nur in einer Größe. Sie haben die Form einer 2,5 cm dicken Scheibe mit einem Durchmesser von 5,5 cm. In der Mitte haben sie eine Vertiefung für den Muttermund. Ein Rückholbändchen erleichtert ihr Entfernen.

Eingeführt werden die weichen Schwämmchen so einfach wie Tampons. Sie dürfen 24 Stunden in der Scheide verbleiben, können also auch schon einige Zeit vor dem Sex eingesetzt werden. Die Empfängnisverhütung besteht über ihre gesamte Verweildauer, egal wie oft Sie in dieser Zeit Verkehr haben.

In einigen Fällen lösten die Schwämmchen Vaginalinfektionen aus und auch das toxische Schocksyndrom, durch eine Besiedlung mit Staphylococcus aureus, ist sehr selten vorgekommen.

Verhütungsschwämmchen: bequem in der Anwendung, aber leider nicht sehr sicher. Pearl Index 25!

121

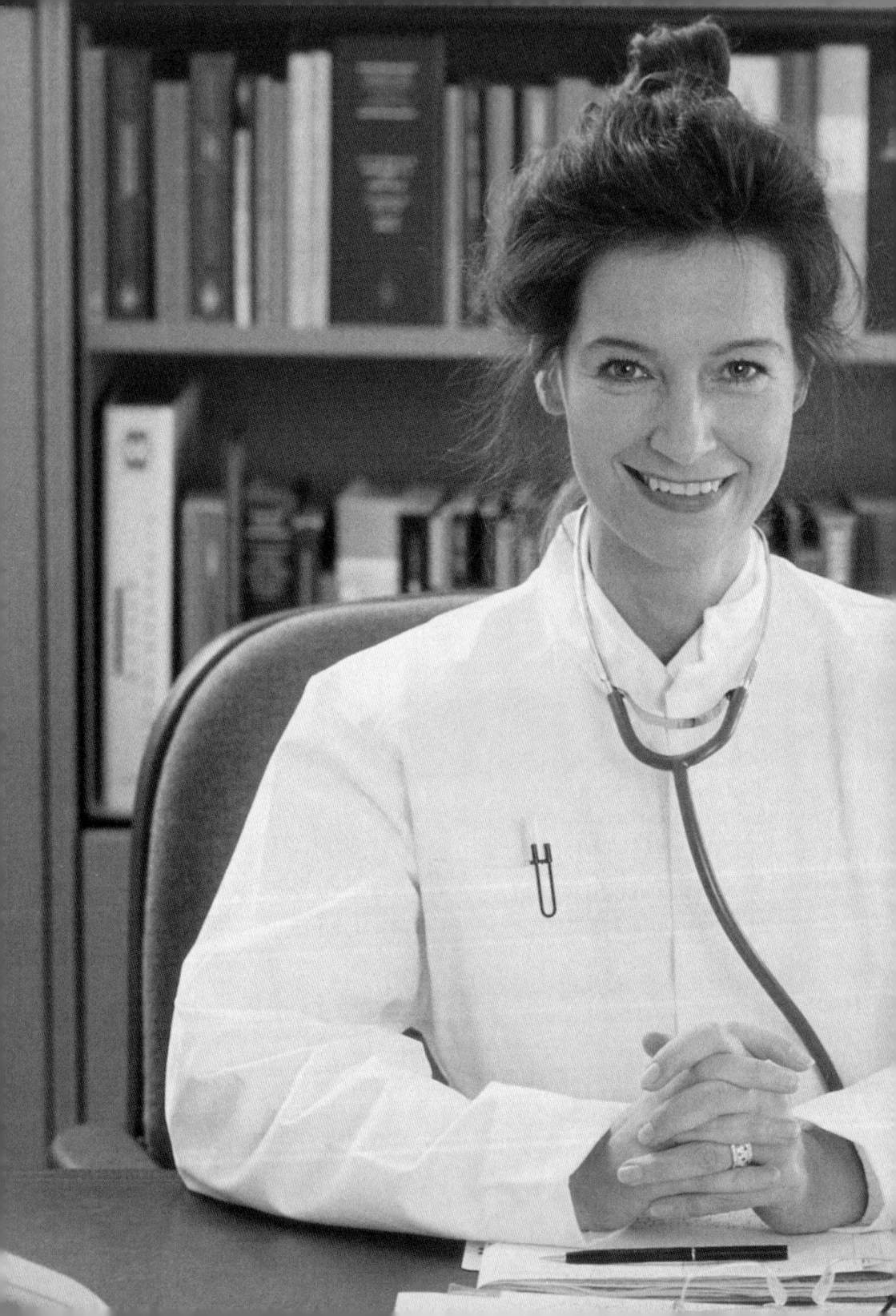

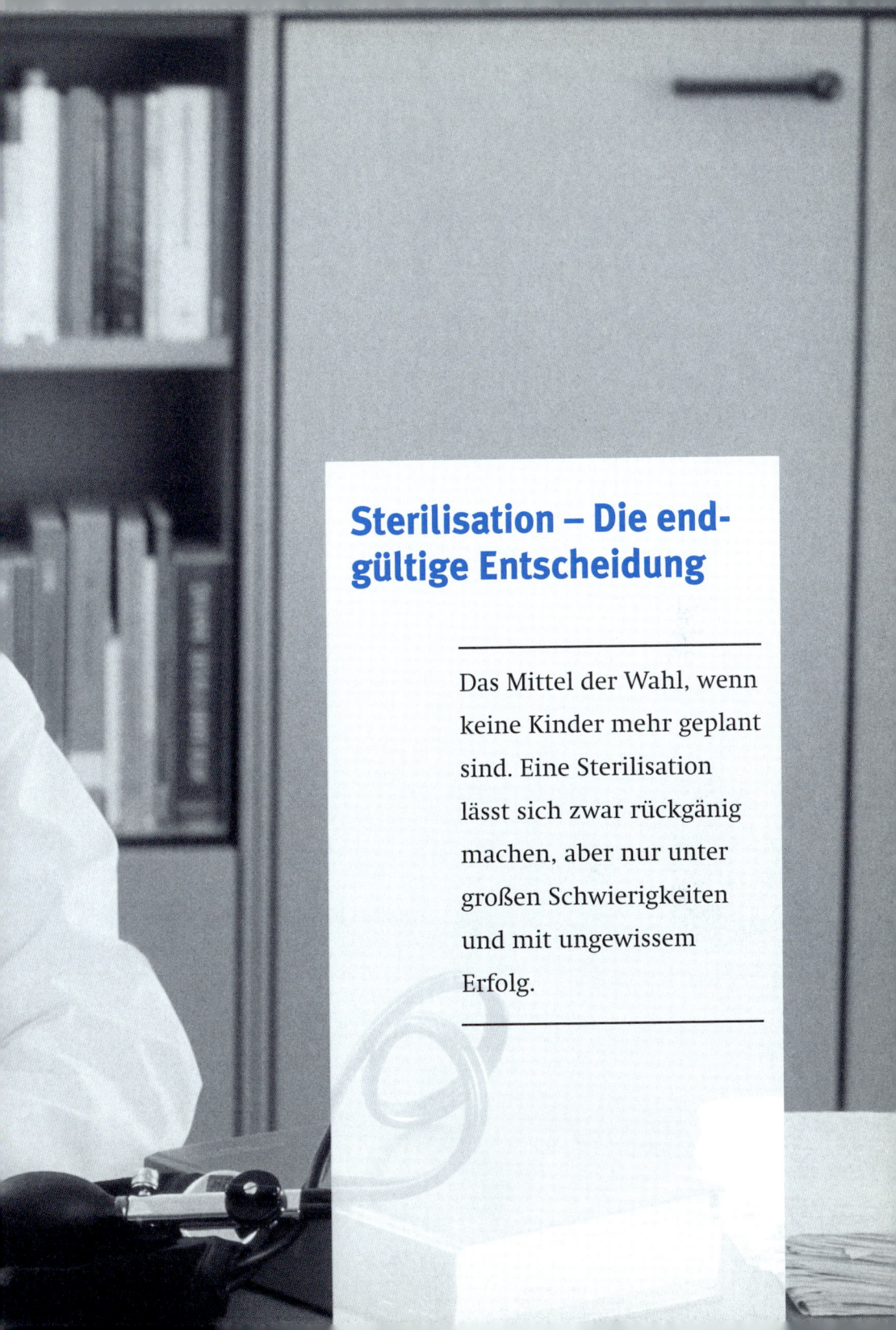

# Sterilisation – Die endgültige Entscheidung

Das Mittel der Wahl, wenn keine Kinder mehr geplant sind. Eine Sterilisation lässt sich zwar rückgänig machen, aber nur unter großen Schwierigkeiten und mit ungewissem Erfolg.

Eine Sterilisation ist die beinahe endgültige Lösung der Emp-fängnisverhütung. Sie lässt sich sowohl beim Mann, als auch bei der Frau nur unter großen Schwierigkeiten und mit unge-wissem Erfolg wieder rückgängig machen. Trotzdem entschei-den sich jährlich zwischen 50.000 und 60.000 Männer und Frau-en in Deutschland dafür, sich operativ unfruchtbar machen zu lassen.

**Sterilisation:** Nie wieder Gedanken über Verhü-tung machen.

Die Entscheidung zur Sterilisation sollte reiflich überlegt wer-den, zumal es mittlerweile Langzeitverhütungsmethoden (wie Mirena oder Implanon) gibt, die genauso sicher sind. Wenn kei-ne medizinischen oder genetischen Gründe vorliegen, sondern es um die Empfängnisverhütung geht, sollte sich die Frau/ der Mann oder besser noch das Paar ganz sicher sein, dass es keine (weiteren) Kinder haben möchte. Die Erfahrung zeigt, dass der Schritt seltener bedauert wird, wenn die Entscheidung in Ruhe und ohne Druck durch den Partner oder die Familie getroffen werden konnte. Trifft ein Paar gemeinsam die Entscheidung für die Sterilisation, sollte bedacht werden, dass der Eingriff beim

Die absolute Sicherheit gibt es nicht. Auch bei der Sterilisation gibt es Versager. Pearl-Index 0,1-0,3

## ■ Sterilisation

Ihre Familienplanung ist abgeschlossen. Sie wissen definitiv, dass Sie kein Kind (mehr) haben möchten und deshalb möchten Sie auch das Thema Verhütung ein für allemal abschließen.

Obwohl es inzwischen Langzeitverhütungsmethoden gibt, die ge-nauso sicher sind wie eine Sterilisation (die Hormonspirale und das Hormonimplantat), bevorzugen einige Frauen doch die endgültige Lösung.

Eine Sterilisation ist für eine Frau ein wesentlich komplizierterer Ein-griff als für den Mann. Wenn sich ein Paar also absolut sicher ist, kei-ne Kinder mehr zu wollen, wäre es aus medizinischer Sicht sinnvol-ler, wenn sich der Mann sterilisieren lässt.

Eine Sterilisation lässt sich nur unter großen Schwierigkeiten rück-gängig machen. Fällen Sie diese schwerwiegende Entscheidung deshalb in aller Ruhe und ohne Druck, nur dann werden Sie diesen Schritt nie bereuen.

Falls Sie auch nur den Hauch eines Zweifels haben, sollten Sie die Entscheidung noch mal für einige Jahre verschieben und bis dahin mit den ebenso sicheren Langzeitverhütungsmethoden verhüten.

## ▪ Sterilisation oder Kastration – ein großer Unterschied

Die beiden Begriffe Sterilisation und Kastration werden häufig durcheinander gebracht, deshalb hier noch einmal der Unterschied: Bei der Sterilisation wird der Transportweg des Eis bzw. der Samenzelle durch einen operativen Eingriff unterbrochen. Bei der Frau werden die Eileiter durchtrennt, beim Mann die Samenleiter. Alternativ kann bei der Frau auch die Gebärmutter entfernt werden.
Bei der Kastration hingegen werden die Keimdrüsen (Gonaden) entfernt. Bei der Frau die Eierstöcke, beim Mann die Hoden. Dieser Eingriff macht zwar auch unfruchtbar, hat aber weitreichende hormonelle Folgen und wird nicht zur Empfängnisverhütung eingesetzt.

Mann um vieles einfacher und komplikationsärmer durchgeführt werden kann als bei der Frau.

## Unter welchen Voraussetzungen können sich Frauen und Männer sterilisieren lassen?

Wie für jede andere Operation gilt auch für die Sterilisation, dass die Betroffenen über die Art des Eingriffs, seine Folgen und möglichen Nebenwirkungen oder Komplikationen aufgeklärt sein und die Entscheidung dafür aus freiem Entschluss gefasst haben müssen. Es gilt der Grundsatz, dass Frauen und Männer den operierenden Arzt davon überzeugen müssen, dass sie sich über die Tragweite des Eingriffs im Klaren sind. Keine Ärztin und kein Arzt ist dazu verpflichtet eine Sterilisation zur Empfängnisverhütung durchzuführen.

## Wer kommt für die Kosten auf?

Die gesetzlichen Krankenkassen übernehmen in der Regel die Kosten einer Sterilisation bei Frauen und Männern. Private Krankenkassen haben keine einheitliche Regelung. In jedem Fall sollten Sie sich vor dem Eingriff die Übernahme aller anfallenden Kosten durch ihre Krankenkasse bestätigen lassen. Kosten für eine Rückgängigmachung der Sterilisation übernehmen die Krankenkassen normalerweise nicht.

125

# Sterilisation der Frau

Weltweit gesehen ist die Sterilisation der Frau die am weitesten verbreitete Methode der Familienplanung. In den Entwicklungsländern wird sie ungefähr doppelt so oft durchgeführt wie in den Industrienationen.

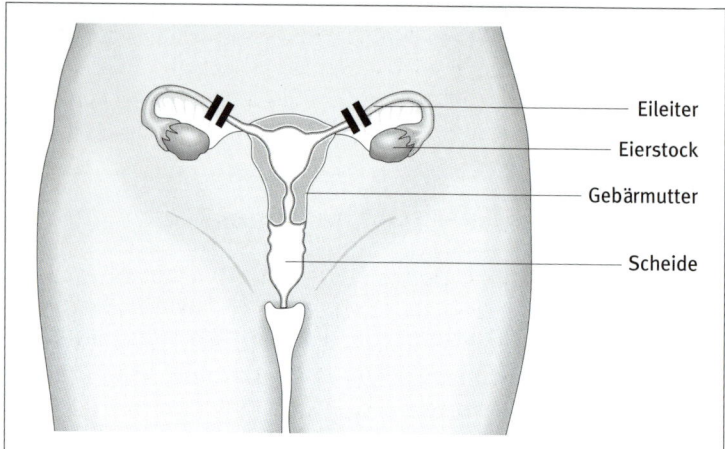

Eileiter

Eierstock

Gebärmutter

Scheide

Sterilisation bei der Frau

## Wie wird die Sterilisation durchgeführt?

Sterilisationen werden in fast allen gynäkologischen Kliniken durchgeführt. Ihr Frauenarzt wird die erste Beratung übernehmen. Man unterscheidet nach der Art, wie die Eileiter durchtrennt oder verschmolzen werden und welchen Zugangsweg der Operateur wählt.

In den westlichen Ländern ist die laparoskopische Sterilisation am weitesten verbreitet. Die Bezeichnung setzt sich aus den griechischen Wörtern für „Flanke" und „Betrachten" zusammen und bedeutet, dass durch einen kleinen Schnitt am Nabel ein Spezialinstrument eingeführt wird. Das Laparoskop ist mit einer Optik ausgestattet, mit deren Hilfe der Operateur den Bauchraum einsehen kann. Durch einen Hohlraum kann das Instrument zur Durchtrennung oder Verödung der Eileiter eingeführt werden.

Davon zu unterscheiden ist die Laparotomie, bei der die Sterilisation durch einen Unterbauchschnitt durchgeführt wird. Diese Technik wird in der Regel nur ausgewählt, wenn aus anderen Gründen (Bauchoperation) sowieso der Bauchraum geöffnet werden muss. Diese Art der Sterilisation wird manchmal auch mit einem (geplanten) Kaiserschnitt kombiniert, wenn die Frau vorher den Wunsch geäußert hat.

Für eine Sterilisation ist normalerweise eine Allgemeinnarkose notwendig. Die laparoskopische Sterilisation wird zunehmend ambulant durchgeführt. Mit 1 bis 2 Tagen Krankenhausaufenthalt sollten Sie aber eher rechnen.

Jeder Operateur hat Methoden, die er bevorzugt und mit denen er die besten Erfahrungen gemacht hat.

### Was ändert sich durch die Sterilisation?

Nach wie vor wird normalerweise in jedem Zyklus ein Eisprung stattfinden. Das Ei kann jedoch im Eileiter nur bis zur Unterbrechungsstelle wandern. Dort bleibt es stecken, wird vom Körper resorbiert und löst sich auf. Die Monatsblutung bleibt von der Sterilisation unbeeinflusst, weil sich an der hormonellen Situation des Körpers nichts verändert.

## Sterilisation des Mannes

Die chirurgische Durchtrennung des Samenleiters (medizinisch Vasektomie) ist ein sehr sicheres operatives Verfahren. Trotzdem trauen sich deutsche Männer nicht so recht an diesen endgültigen Schritt heran. Nur ungefähr 3 Prozent der geschlechtsreifen Männer entschließen sich zur Sterilisation. Vielleicht ist einer der Gründe für das zögerliche Verhalten, dass Männer wesentlich länger fruchtbar sind als Frauen. Der Entschluss für die Sterilisation ist bei ihnen eine Entscheidung für einen längeren Lebensabschnitt als bei der Frau.

Für die Sterilisation des Mannes sind Urologen oder Chirurgen zuständig. Der Eingriff erfolgt normalerweise unter örtlicher Betäubung. Nach der Operation kann der Mann gleich wieder nach Hause gehen. Nur wenn er auf eigenen Wunsch in Vollnarkose

127

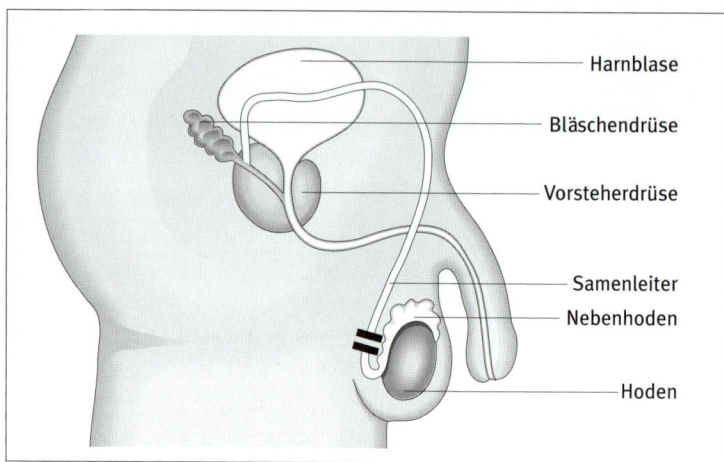

Sterilisation beim Mann

Harnblase

Bläschendrüse

Vorsteherdrüse

Samenleiter
Nebenhoden

Hoden

sterilisiert wurde, muss er einen halben bis einen Tag in der Klinik oder Praxis verbringen. Zur Schonung sollte er 2 bis 3 Tage nicht arbeiten.

## Wie wird der Eingriff durchgeführt?

An der Rückseite des Hodensackes werden ein oder zwei kleine Schnitte gemacht. Dann werden die beiden dicht unter der Haut liegenden Samenleiter abgebunden und durchtrennt. Da die Samenleiter direkt unter der Haut verlaufen, ist der Eingriff technisch viel einfacher als bei der Frau.

## Was verändert sich durch die Sterilisation?

Männer scheuen die endgültige Entscheidung.

Nach dem Eingriff ist der Mann nicht sofort steril. Erst wenn durch die zweimalige Untersuchung des Ejakulats keine Samenzellen mehr nachgewiesen werden, kann von einer sicheren Zeugungsunfähigkeit ausgegangen werden.

Durch die Sterilisation wird nur der Ausstoß der Samenzellen unterbunden. Nach wie vor werden welche gebildet, die jedoch der Körper resorbiert. Die Menge des Ergusses bleibt nahezu gleich, denn die Flüssigkeit in der sonst die Samenzellen

128

schwimmen, wird nicht in den Hoden, sondern in der Prostata (Vorsteherdrüse) gebildet

Die Lust auf Sex und die Fähigkeit dazu bleiben von der Sterilisation unberührt.

# Kinderwunsch nach der Sterilisation

Trotz sorgfältigster Entscheidung können Lebensumstände auftreten, die dazu führen, dass die Sterilisation irgendwann bedauert wird. Der Tod eines Kindes, ein neuer Partner, veränderte soziale Bedingungen, all das kann zu einem (neuen) Kinderwunsch führen.

Etwa 1 bis 3 Prozent der sterilisierten Frauen und Männer wünschen sich den Eingriff rückgängig zu machen. Die Erfolgsaussichten für eine Refertilisierung hängen von verschiedenen Faktoren ab. Zum einen spielt die Operationstechnik eine Rolle. Aber auch die Zeit, die seit der Sterilisation vergangen ist, kann für den Erfolg wesentlich sein. Wenn es gelingt die Eileiter wieder zu verbinden, ist das Risiko für eine Eileiterschwangerschaft deutlich erhöht.

Baby nach Sterilisation? Ein schwer erfüllbarer Wunsch.

Bei Männern gelingt zwar in den meisten Fällen eine Wiederherstellung der durchtrennten Samenleiter, die Schwangerschaftsrate ist jedoch sehr niedrig, weil sich im Laufe der Zeit Antikörper gegen Spermien bilden und sie unfruchtbar machen.

Für einen Refertilisierungsversuch zahlt keine Krankenkasse, Sie müssen für die Kosten selbst aufkommen.

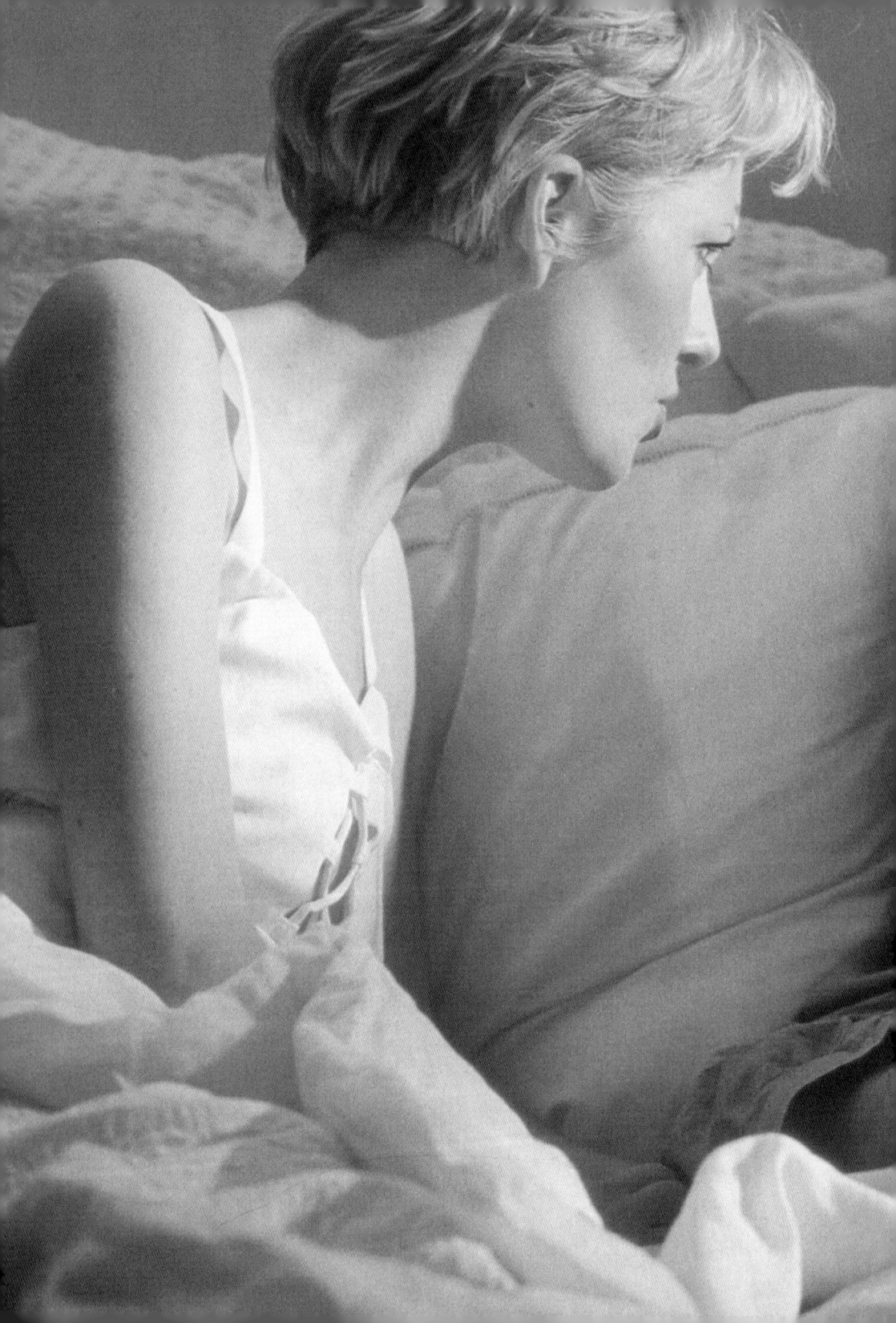

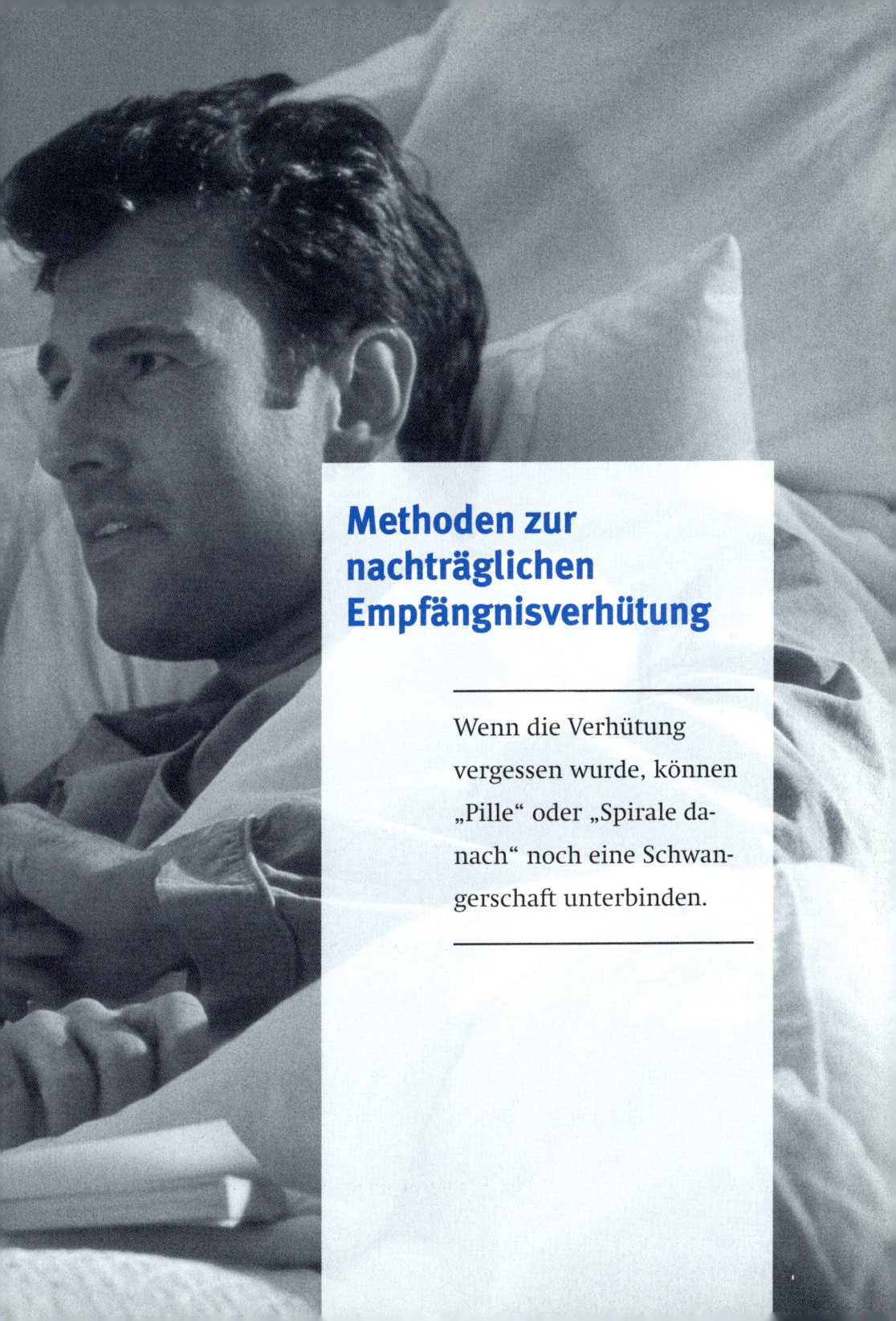

# Methoden zur nachträglichen Empfängnisverhütung

---

Wenn die Verhütung vergessen wurde, können „Pille" oder „Spirale danach" noch eine Schwangerschaft unterbinden.

---

Wer kein Baby möchte, muss verhüten – das ist völlig einleuchtend. Wie kommt es dann, dass auch hierzulande, wo sich jede Frau, jeder Mann über Empfängnisverhütung informieren kann und es normalerweise auch kein Problem darstellt, sich ein Verhütungsmittel zu besorgen, so viele unerwünschte Schwangerschaften entstehen?

Die Antwort ist einfach: Verhütung ist eine rein rationale Angelegenheit, Sexualität aber ein emotionales Urbedürfnis. Herz und Vernunft kollidieren hier manchmal. Nobody is perfect – und auch das perfekte Verhütungsmittel ist noch nicht erfunden.

Zum Glück gibt es Möglichkeiten, eine unerwünschte Schwangerschaft doch noch zu verhindern, wenn Sie an Verhütung nicht gedacht haben, die Pille vergessen wurde oder das Kondom geplatzt ist. Dies gilt natürlich insbesondere für Vergewaltigungen und sexuellen Missbrauch.

## „Pille danach" oder „Spirale danach" – eine Zeitfrage

Je früher die Einnahme erfolgt, um so sicherer ist die Wirkung.

Zur Zeit werden in Deutschland zwei unterschiedliche Hormonpräparate zur postkoitalen Empfängnisverhütung, also zur Verhütung nach dem Geschlechtsverkehr, verordnet. Beide Präparate sind im Prinzip Antibabypillen. Die „Pille danach" wird auch „morning-after-pill" genannt, weil sie möglichst bald nach dem ungeschützten Sex angewendet werden muss.

Das Präparat Tetragynon enthält eine Kombination aus Gestagen und einem Östrogen. Eine Behandlung umfasst 4 Tabletten. Zwei davon müssen spätestens innerhalb von 48 Stunden nach dem ungeschützten Sex geschluckt werden, die nächsten beiden 12 Stunden später. Wegen der besseren Verträglichkeit, sollten die Tabletten nicht auf nüchternen Magen eingenommen werden.

Die Präparate Duofem und Levofem sind reine Gestagenpräparate (jeweils 2 Tabletten), die einige Vorteile bieten: sie können

## Methoden zur nachträglichen Empfängnisverhütung

Pille vergessen, Kondom gerissen, Diaphragma verrutscht? Oder einfach von den Gefühlen überwältigt und an Verhütung nicht gedacht? Ganz schön unvernünftig, aber durchaus menschlich.

Wenn Sie jetzt schnell reagieren, kann der „Ausrutscher" ohne Folgen bleiben. Gehen Sie möglichst gleich am nächsten Tag zu Ihrem Frauenarzt oder Ihrer Ärztin oder zu einer Pro Familia Beratungsstelle. Am Wochenende ist der Notdienst der kassenärztlichen Vereinigung oder eine Klinikambulanz zuständig. Dort wird man Sie beraten, welche Methode zur nachträglichen Empfängnisverhütung für Sie am geeignetsten sind. Es gibt die „Pille danach" und die „Spirale danach".

Die „Pille danach" ist eine Notfallmaßnahme und sollte nicht leichtfertig oder zu häufig eingenommen werden. Eine bestehende Schwangerschaft kann durch sie nicht abgebrochen werden.

### Vor- und Nachteile auf einen Blick

**Tetragynon**
- Enthält Hormone Östrogen und Gestagen
- Muss bis 48 Stunden nach dem ungeschützten Geschlechtsverkehr eingenommen werden

**Duofem und Levofem**
- Enthalten nur Gestagen
- Können bis zu 72 Stunden nach dem ungeschützten Geschlechtsverkehr eingenommen werden

**„Spirale danach"**
- Normale Kupferspirale
- Kann bis zu 5 Tagen nach einer möglichen Empfängnis eingelegt werden
- Kann weiter als Verhütungsmittel verwendet werden, wenn keine medizinischen Gründe gegen die Verhütung mit Spirale sprechen

bis zu 72 Stunden nach dem ungeschützten Geschlechtsverkehr eingenommen werden, verursachen weniger Nebenwirkungen und wirken noch sicherer. Von diesen „Pillen danach" muss zunächst eine Tablette und 12 Stunden danach noch mal eine Tablette geschluckt werden.

## Wie wirkt die „Pille danach"?

Beide Präparate verhindern die Einnistung eines möglicherweise befruchteten Eis in die Gebärmutter. Eine bereits bestehende Schwangerschaft kann durch sie nicht unterbrochen werden. Als Nebenwirkungen können Erbrechen und Übelkeit auftreten. Sie müssen damit rechnen, dass es Ihnen nach Einnahme der „Pille danach" möglicherweise für einige Tage nicht

Die „Pille danach" gewährleistet keinen Empfängnisschutz für den Rest des Zyklus. Sie müssen trotzdem verhüten.

Bei rechtzeitiger Anwendung verhindert die "Pille danach" eine unerwünschte Schwangerschaft mit 97 bis 99%iger Sicherheit.

so gut geht. Die nächste Monatsblutung kann sich etwas nach vorn oder hinten verschieben.

Nur das Auftreten einer normalen Menstruation ist der Beweis, dass die „Pille danach" gewirkt hat. Wenn die erwartete Menstruation ausbleibt oder nur eine schwache Schmierblutung eintritt, sollte auf jeden Fall eine ärztliche Untersuchung erfolgen.

## Wie bekomme ich die „Pille danach"?

Wenn Sie in eine Notlage geraten sind, wenden Sie sich so schnell wie möglich an Ihren Frauenarzt/ Ihre Ärztin oder eine Beratungsstelle wie PRO FAMILIA. Am Wochenende ist der Notdienst der kassenärztlichen Vereinigung oder eine Klinikambulanz zuständig. Man wird Sie beraten und Ihnen die „Pille danach" verschreiben, das Rezept lösen Sie in der Apotheke ein.

### ■ Die „Pille danach" ist kein Schwangerschaftsabbruch

Eine oft gestellte Frage: welcher Unterschied besteht zwischen einem medikamentösen Schwangerschaftsabbruch und der postkoitalen Empfängnisverhütung?
Die so genannte „Abtreibungspille" Mifegyne enthält ein Antigestagen (das die Gestagenwirkung hemmt) und unterbricht eine bereits bestehende Schwangerschaft. Die „Pille danach" enthält entweder eine Kombination aus Gestagen und Östrogen oder nur Gestagen. Sie verhindert, dass sich ein möglicherweise befruchtetes Ei in die Gebärmutterschleimhaut einnistet. Eine bestehende Schwangerschaft kann mit diesen Hormonen nicht abgebrochen werden.

Auch die "Spirale danach" wirkt mit 99%iger Sicherheit.

## Die „Spirale danach"– Wenn es für die „Pille danach" zu spät ist

Wenn Sie die maximal 72 Stunden bis zur Anwendung der „Pille danach" verpasst haben, kann Ihnen im Notfall bis zu 5 Tagen nach einer möglichen Empfängnis Ihr Frauenarzt eine Kupferspirale in die Gebärmutter einlegen. Die Spirale kann nicht verwendet werden, wenn medizinische Gründe gegen sie als Verhütungsmittel sprechen. Wenn Sie möchten, können sie mit der Spirale für die nächsten Jahre verhüten. Als Nebenwirkungen können vorübergehend krampfartige Schmerzen auftreten. In den ersten Monaten können Schmierblutungen auftreten, die Menstruation kann mit Spirale stärker als vorher sein.

Achtung: Weder die „Pille danach", noch die „Spirale danach" kann eine Eileiterschwangerschaft (sehr selten) verhindern!

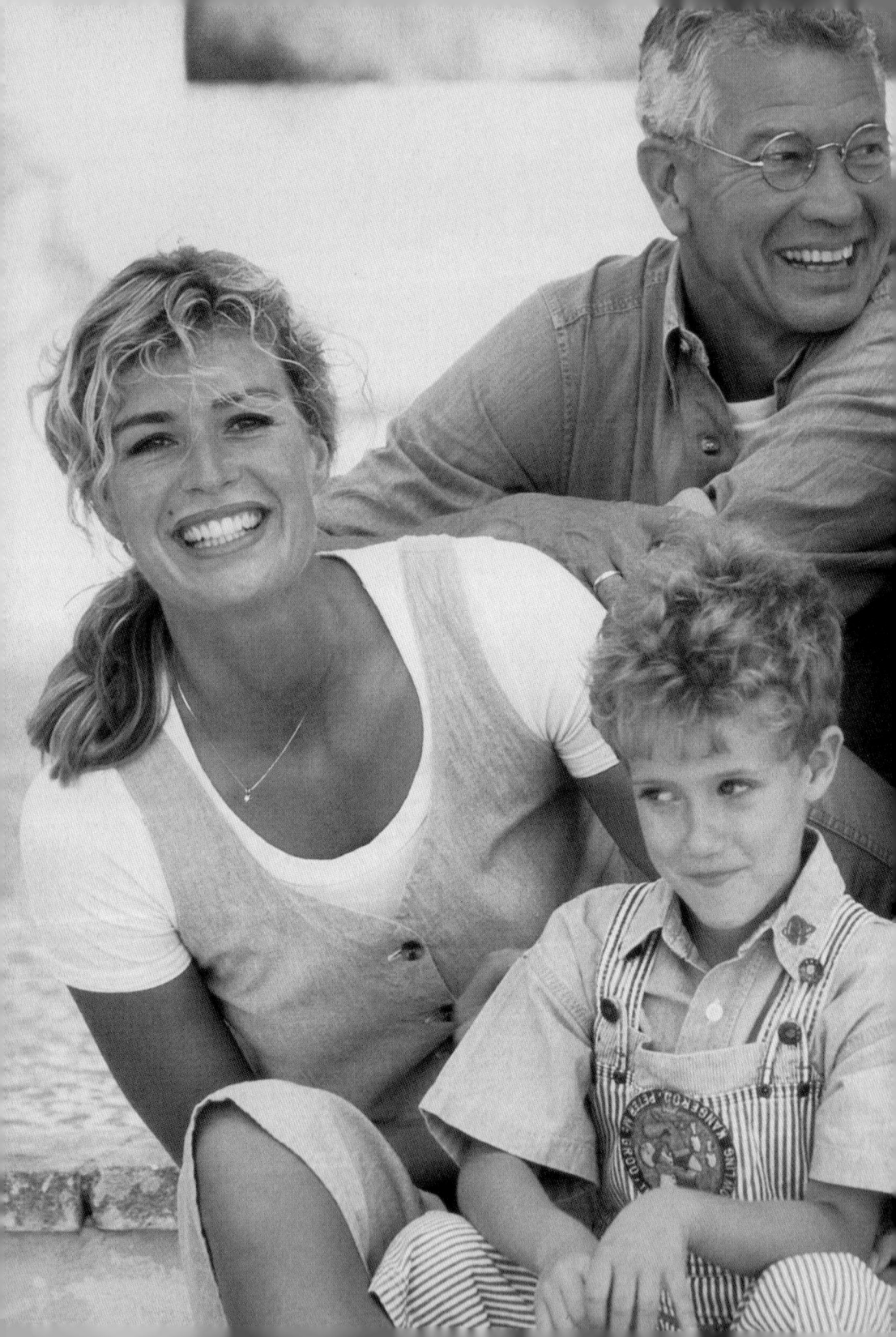

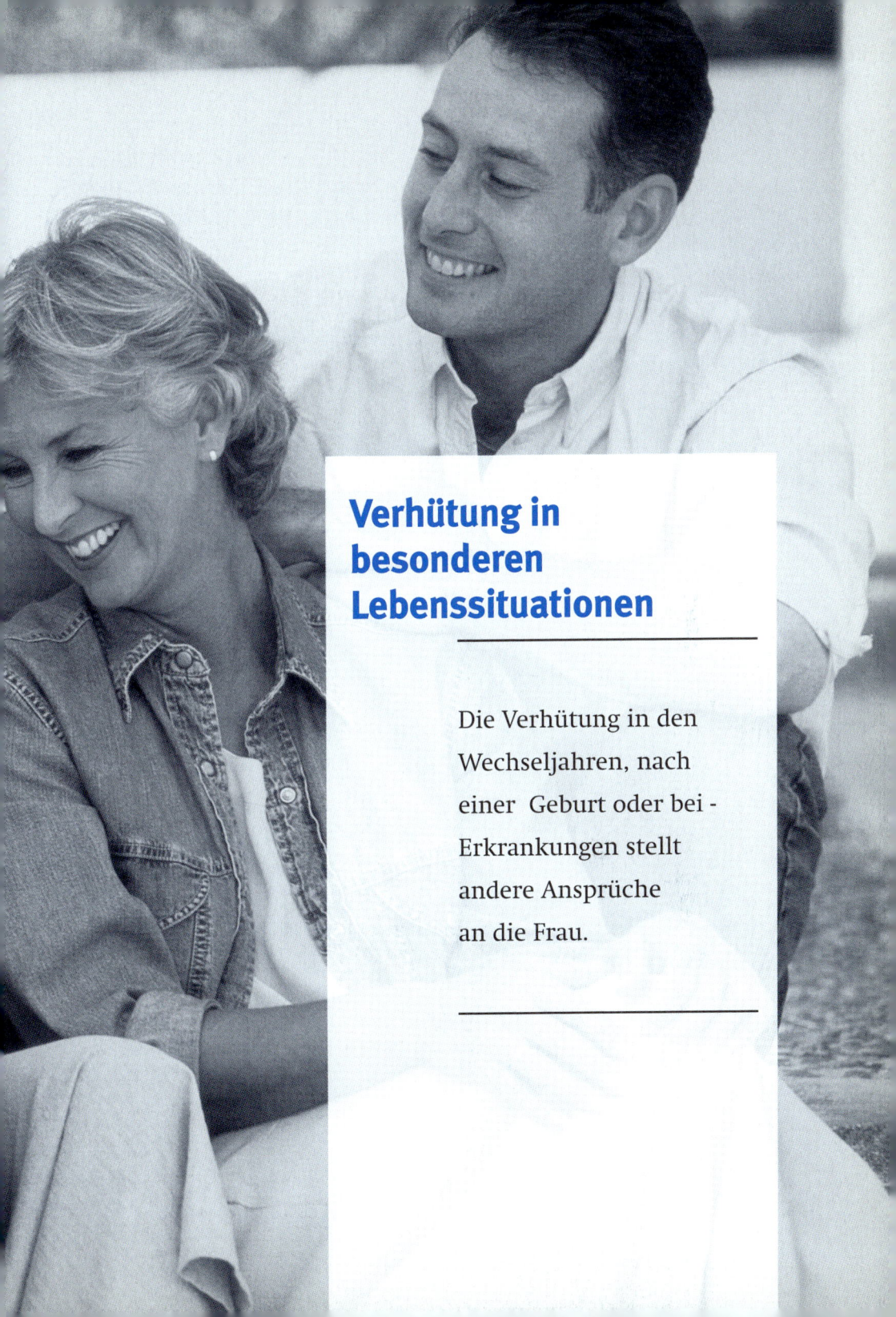

# Verhütung in besonderen Lebenssituationen

Die Verhütung in den Wechseljahren, nach einer Geburt oder bei Erkrankungen stellt andere Ansprüche an die Frau.

Empfängnisverhütung ist keine einfache Sache. Viele Faktoren wollen bedacht und an die eigene, individuelle Situation angepasst werden. Noch schwieriger kann die Entscheidung für die persönlich beste Verhütungsmethode werden, wenn besondere Lebenssituationen eingetreten sind. Wenn etwa während der Stillzeit auch an das Wohl des Babys gedacht werden muss oder wenn durch akute oder chronische Erkrankungen bestimmte Verhütungsmethoden zu gefährlich wären. Und schließlich noch die Frage: Wie soll ich am Ende meiner fruchtbaren Jahre verhüten?

Im Folgenden haben wir die wichtigsten Aspekte dargestellt.

# Verhütung nach der Geburt und in der Stillzeit

Nach einer Geburt wiegen sich manche Frauen in falscher Sicherheit. Sie meinen, dass sie nicht schwanger werden können, wenn sie noch keine Menstruation hatten. Der erste Eisprung erfolgt jedoch meist völlig unbemerkt. Sie sollten also auch nach einer Geburt verhüten, sobald Sie wieder Geschlechtsverkehr haben.

## Stillen als Verhütungsmittel

Ihr Baby sorgt für den Empfängnisschutz. Diese Methode wird international LAM (lactation amenorrhoea method) genannt.

Das wahrscheinlich älteste und natürlichste Verhütungsmittel in dieser Zeit ist das Stillen. Das Hormon Prolaktin, das in der Stillzeit gebildet wird, verhindert einen Eisprung. Voraussetzung ist, dass Sie Ihr Baby voll stillen und zwischen den Stillmahlzeiten keine langen Pausen liegen.

Als Faustregel gilt: Wenn eine Mutter voll stillt und noch keine Monatsblutung hat, besteht ein hoher Empfängnisschutz während der ersten 6 Monate nach Geburt des Kindes. Der Empfängnisschutz besteht nicht mehr, wenn zwischen den Stillmahlzeiten Abstände von mehr als 6 Stunden liegen und insgesamt weniger als 65 Minuten pro Tag gestillt wird.

## Hormonelle Verhütung

Pille: Wenn Sie nicht stillen, können Sie bald nach der Geburt wieder mit der Pille verhüten. In der Stillzeit sind Kombinationspräparate nicht geeignet, weil geringe Hormonmengen in die Muttermilch übergehen können.

Reine Gestagenpräparate (Minipille, Implanon, Dreimonatsspritze) dürfen auch in der Stillzeit genommen werden. Die minimalen Gestagenmengen, die in der Muttermilch nachzuweisen sind, schaden dem Kind nicht.

Wenn schon Pille in der Stillzeit, dann Minipille.

## Spiralen

Sowohl Kupfer- als auch Hormonspiralen können wieder eingesetzt werden, wenn sich die Gebärmutter nach der Geburt auf ihre ursprüngliche Größe zurückgebildet hat. Das ist frühestens nach 6 bis 8 Wochen der Fall. Manche Frauenärzte raten, mit dem Einsetzen der Spirale bis zur ersten Menstruation zu warten. In der Zwischenzeit wird mit anderen Mitteln verhütet.

## Barrieremethoden

Kondom: Das unproblematischste Verhütungsmittel nach einer Geburt und in der Stillzeit. Allerdings sollten Sie auf die zusätzliche Anwendung von Spermiziden verzichten.

Verhütung mit Kondomen: Sollte die Scheide nach der Geburt noch zu trocken sein, hilft Gleitmittel auf Wasserbasis.

Diaphragma: Ihr altes Diaphragma passt nun nicht mehr. Ein neues kann erst nach ca. 3 Monaten angepasst werden, wenn sich der Beckenboden gefestigt hat. Spermizide Creme sollte während der Stillzeit nicht angewendet werden. Diaphragmagel auf Zitronensäure- oder Milchsäurebasis schadet nicht. Es wird vom Körper nicht aufgenommen und nicht in der Muttermilch nachgewiesen.

Chemische Mittel sind ungeeignet. Kurz nach der Geburt können sie die noch empfindliche Scheidenhaut und die Narbe des Dammschnittes, wenn vorhanden, reizen. Der Wirkstoff tritt zwar in geringen Mengen in die Muttermilch über, kindliche Schäden sind jedoch bisher nicht beobachtet worden.

## Natürliche Familienplanung

Alle Methoden der Fruchtbarkeitswahrnehmung sind nach der Geburt ungeeignet. Der Zyklus braucht einige Monate, bis er sich wieder eingependelt hat und regelmäßig verläuft. Wenn Sie voll stillen, kann das sogar über ein Jahr dauern.

## Sterilisation

Wenn Sie sich ganz sicher sind, kein Kind mehr haben zu wollen, können Sie sich ein paar Tage nach der Geburt noch in der Entbindungsklinik sterilisieren lassen. Empfehlenswerter ist es jedoch, zwischen Geburt und Sterilisation Zeit vergehen zu lassen. Die Sterilisation des Mannes ist jederzeit möglich und ein wesentlich kleinerer Eingriff.

**Die Phasen der Wechseljahre**
- Menopause ist definiert als die allerletzte Monatsblutung. Man kann den Zeitpunkt nur rückwirkend festlegen, wenn 1 Jahr lang keine Menstruation mehr stattfand. Das durchschnittliche Alter für die Menopause liegt in westlichen Ländern bei 52 Jahren.
- Perimenopause ist die Zeit der hormonellen Umstellung ca. 1 bis 2 Jahre vor und nach der Menopause.
- Postmenopause beginnt 1 bis 2 Jahre nach der Menopause. Sie dauert etwa bis zum 65. Lebensjahr.

# Verhütung im Übergang zu den Wechseljahren

Mit zunehmendem Alter nimmt die Wahrscheinlichkeit für eine Schwangerschaft ab. Die Fortpflanzungsfunktionen der Frau stellen sich ab dem 40. Lebensjahr langsam auf Ruhe um. Diese hormonelle Umstellung geht langsam über Jahre hinweg und wird die Perimenopause genannt. Erste Anzeichen sind Menstruationsunregelmäßigkeiten. Treten größere Abstände auf, denken Frauen manchmal, dass sie nicht mehr fruchtbar sind. Doch erst 1 Jahr nach der letzten Periode können Sie sicher sein, dass die Eierstöcke ihre Funktion eingestellt haben und Sie nicht mehr schwanger werden können.

Für Frauen zwischen 40 und 44 Jahren beträgt die Chance schwanger zu werden nur noch 10 Prozent, ab 45 Jahren sogar nur noch 2 bis 3 Prozent. Doch das Thema Verhütung ist immer noch oder gerade jetzt wichtig. Eine ungeplante Schwangerschaft kann nun eine Gefahr für Mutter und Kind darstellen und auch ein Schwangerschaftsabbruch birgt in diesem Alter zu viele Risiken.

## Welche Verhütungsmethoden in der Perimenopause?

Frauen über 40 sollten Ihre Verhütungsmethode gewissenhaft auswählen. Was sich viele Jahre lang bewährt hat und gut vertragen wurde, kann jetzt unter Umständen nicht mehr geeignet sein. Lassen Sie sich von Ihrem Arzt oder Ihrer Ärztin beraten und seien Sie bereit, auch neue Wege zu gehen.

Für Frauen, die kein Kind mehr wollen, ist die Sterilisation eine geeignete Methode. Der Eingriff wird meistens gut vertragen und das Thema Verhütung ist danach abgeschlossen. Vielleicht können Sie Ihren Partner davon überzeugen, sich sterilisieren zu lassen. Bei Männern ist das nur ein kleiner Eingriff. Für Frauen, die sich zu diesem endgültigen Schritt noch nicht entschließen können, stehen noch genügend Verhütungsalternativen zur Verfügung.

## Mit 40 noch die Pille?

Wenn Sie mit der Pille gute Erfahrungen gemacht haben, können Sie auch weiterhin mit niedrig dosierten Präparaten hormonell verhüten. Sie müssen jedoch gesund sein und nicht rauchen! Spätestens ab dem 45. Lebensjahr sollten Sie aber auf andere Methoden umsteigen.

Als Alternativen zu den Östrogen-Gestagen-Kombinationspräparaten eigen sich reine Gestagenpräparate wie die Drei-Monatsspritze oder die Minipille.

Zur Langzeitverhütung können Sie auf eine Kupferspirale zurückgreifen oder auf das Intrauterinsystem (Mirena), das geringe Mengen Gestagen abgibt. Auch das Hormonimplantat für den Oberarm (Implanon) ist geeignet für Frauen über 40.

Ob eine Frau, die mit Intrauterinsystem oder Hormonstäbchen verhütet, durch die Gestagenwirkung keine Menstruation mehr bekommt oder bereits in der Postmenopause ist, kann festgestellt werden, wenn die Systeme entfernt und die Hormonspiegel bestimmt werden. Beide Verhütungssysteme, Mirena und Implanon können bis nach dem 50. Lebensjahr im Körper bleiben, ohne dass gesundheitliche Nachteile zu erwarten sind.

Nach Absprache mit Ihrem Frauenarzt dürfen Sie noch mit der Pille verhüten, wenn keiner der Risikofaktoren auf Sie zutrifft: Rauchen, Übergewicht, Alkoholmissbrauch, Diabetes, erhöhte Blutfettwerte, hoher Blutdruck, Thrombosen, Schmerzen in den Beinen (Durchblutungsstörungen)

Bei auftretenden Wechseljahresbeschwerden sollten Sie mit Ihrem Arzt über eine Östrogenersatztherapie sprechen.

### „Natürliche" Verhütungsmethoden über 40 zu unsicher

Auch Frauen, die bisher mit den Methoden der Fruchtbarkeitswahrnehmung zuverlässig verhütet haben, sollten ab 40 auf andere Verhütungsmittel umsteigen. Der Zyklus ist jetzt meistens nicht mehr regelmäßig genug, um sich auf Temperaturmessung oder symptothermale Methode zu verlassen.

### Keine Altersgrenze für Barrieremethoden

Alle Barrieremethoden, also Diaphragma, Portiokappe, Lea Contrazeptivum, FemCap und das Kondom, können unabhängig vom Alter verwendet werden. Die geringere Sicherheit wird durch die sinkende Empfängniswahrscheinlichkeit ab 40 ausgeglichen. Sollte Ihnen die Verwendung des Kondoms unangenehm sein, weil Ihre Scheide durch geringere Östrogenspiegel trocken ist, verwenden Sie einfach ein geeignetes Gleitmittel.

## Verhütung bei bestimmten Erkrankungen

Eine Schwangerschaft bedeutet schon für gesunde Frauen eine körperliche Höchstleistung. Für Frauen mit chronischen Erkrankungen kann sie ein so großes Risiko sein, dass sie unter Umständen sogar auf ihren Kinderwunsch verzichten müssen. Die geeignete Empfängnisverhütung sollte von ihnen besonders sorgfältig ausgewählt werden.

### Was führt zu Einschränkungen bei der Auswahl des geeigneten Verhütungsmittels?

#### Operationen

Sind Operationen längerfristig geplant oder steht eine längere Bettlägerigkeit bevor, sollte die Pille abgesetzt werden. Bei Notfalloperationen hingegen steigt das Risiko von Thrombosen, wenn die Pille nicht zyklusgerecht abgesetzt wird an, weshalb in einem solchen Fall die Pille weiter eingenommen und die Thromboseprophylaxe mit Heparin und einer möglichst schnellen Mobilisation unterstützt.

## Bluthochdruck

Patientinnen mit Bluthochdruck, die medikamentös eingestellt sind, können hormonell verhüten. Der Östrogenanteil ihrer Pille sollte so niedrig wie möglich sein. Alternativ kann auf die Minipille (Gestagen-Monopräparate) zurückgegriffen werden. Eine Kupfer- oder Hormonspirale ist bei schwer einstellbarem Bluthochdruck oder zusätzlichen Risikofaktoren geeignet.

## Thrombosen

Zusammenhänge zwischen hormoneller Empfängnisverhütung und erhöhtem Thromboserisiko wurden seit es die Pille gibt kritisch betrachtet. Waren es zunächst die hohen Östrogenwerte, so sind es nach der Reduktion des Östrogens jetzt die Pillen mit den Gestagenen der 3. Generation, bei denen ein erhöhtes Thromboserisiko festgestellt wurde. Sie enthalten die neuen Gestagene Desogestrel oder Gestoden.

Thrombosepatientinnen, die mit gerinnungshemmenden Mitteln wie Marcumar behandelt werden, dürfen mit Kombinationspillen verhüten. Dies kann sogar von Vorteil sein, weil die Menstruation durch die Pille schwächer und die Zunahme der Blutungsstärke durch das Marcumar ausgeglichen wird.

Nach Beendigung der thrombosevorbeugenden Therapie darf nicht mehr hormonell verhütet werden. Jetzt ist Verhütung mit einer Kupferspirale möglich, besser ist jedoch die Hormonspirale Mirena.

Bei der angeborenen Form einer Blutgerinnungsstörung, der so genannten APC-Resistenz (Leiden- Mutation oder Faktor V-Mangel) ist eine hormonelle Verhütung ausschließlich mit der örtlich wirksamen Mirena möglich.

## Herzerkrankungen

Je nach Schwere der Erkrankung muss zuerst abgeklärt werden, ob eine Schwangerschaft überhaupt zu verantworten wäre.

143

Stellt sie ein so hohes Risiko dar, dass sie auch für die Zukunft unbedingt verhindert werden muss, so ist die Sterilisation die sicherste Methode. Wenn eine reversible Verhütungsmethode zu verantworten ist, sollte die jeweils sicherste mögliche Methode gewählt werden (Mirena, Implanon).

Frauen mit koronarer Herzkrankheit wird empfohlen, mit der Spirale zu verhüten. Wenn sie Marcumar-pflichtig sind, müssen sie jedoch berücksichtigen, dass die Menstruation durch eine Kupferspirale stärker werden kann, weshalb das IUS Mirena vorzuziehen ist. Die Pille ist nicht geeignet.

### Diabetes mellitus

Für Frauen mit Typ-I-Diabetes stellt eine Schwangerschaft bei optimaler Blutzuckereinstellung und intensiver Schwangerschaftsüberwachung kein besonders hohes Risiko mehr dar.

Eine Sterilisation ist nur für Frauen mit sehr schwerem und schlecht therapierbarem Diabetes angeraten. Bei der Verhütung sind Spiralen vorzuziehen. Wird die Pille bevorzugt, so sollte ein reines Gestagenpräparat (Minipille) gewählt werden.

### Polycystische Eierstöcke

Das Syndrom der polycystischen Ovarien (PCO-Syndrom) ist durch einen Überschuss an männlichen Hormonen im Körper gekennzeichnet. Symptome wie Akne, männliche Körperbehaarung und seltene oder fehlende Menstruationen sind die Folge. Bei PCO-Patientinnen ist die Kombinationspille Verhütungsmittel und Langzeitbehandlung in einem. Hierbei sollten antiandrogen wirksame Gestagene (z. B. Diane, Valette, Belara) bevorzugt werden.

### Epilepsie

Schwangerschaften bei Epileptikerinnen sind möglich, bedürfen aber einer sehr sorgfältigen Vorplanung und Überwachung. Ungeplante Schwangerschaften sind auf jeden Fall zu vermeiden. Die Spirale ist die optimale Verhütungsmethode für Epileptikerinnen, da sie sicher verhütet und keine Wechselwirkung mit dem Epilepsiemedikament eingeht.

## Kopfschmerzen/Migräne

Bei 60 Prozent der migränekranken Frauen treten die Anfälle zyklusabhängig auf. Sie sollten nicht mit der Pille verhüten, da sich Migräneattacken in den wirkstofffreien Intervallen häufen können. Bei anderen Frauen wiederum verbessert sich die Erkrankung, wenn sie die Pille nehmen. Ein Versuch lohnt sich in jedem Fall: auch die Möglichkeit „Pille als Langzyklus-Methode oder Minipille. Alternativ wird die Verhütung mit Spirale empfohlen.

## Lebererkrankungen

Frauen mit Lebererkrankungen sollten nicht hormonell verhüten, da die Hormone zum überwiegenden Teil in der Leber abgebaut werden und das erkrankte Organ belasten können. Die sicherste Alternative stellt auch hier die Verhütung mit der Kupferspirale dar.

## Nierenerkrankungen

Bei ausgeprägter Niereninsuffizienz oder nach einer Nierentransplantation darf nicht mit Hormonen verhütet werden. Da die Widerstandskraft gegen Infektionen bei diesen Patientinnen niedrig ist, ist auch die Spirale meist nicht geeignet. Zumindest in der akuten Phase der Erkrankung muss daher auf die disziplinierte Anwendung von Barrieremethoden vertraut werden.

## Krebs

Nach Brustkrebs darf nicht mit Kombinationspräparaten verhütet werden, wenn im entfernten Tumor Hormonrezeptoren enthalten waren. Wurden keine Rezeptoren nachgewiesen, kann grundsätzlich mit Hormonen verhütet werden. Als Alternative bieten sich Spirale oder Barrieremethoden an. Bis zu einer Schwangerschaft sollte die Patientin 3 bis 5 (tumorfreie) Jahre abwarten.

Ganz gegenteilig stellt sich die Situation bei einem Ovarialkarzinom (Eierstockkrebs) dar. Hier hat die Verhütung mit Hormonen sogar Vorteile, weil sie den Eisprung unterbindet und die Eierstöcke dadurch ruhigstellt.

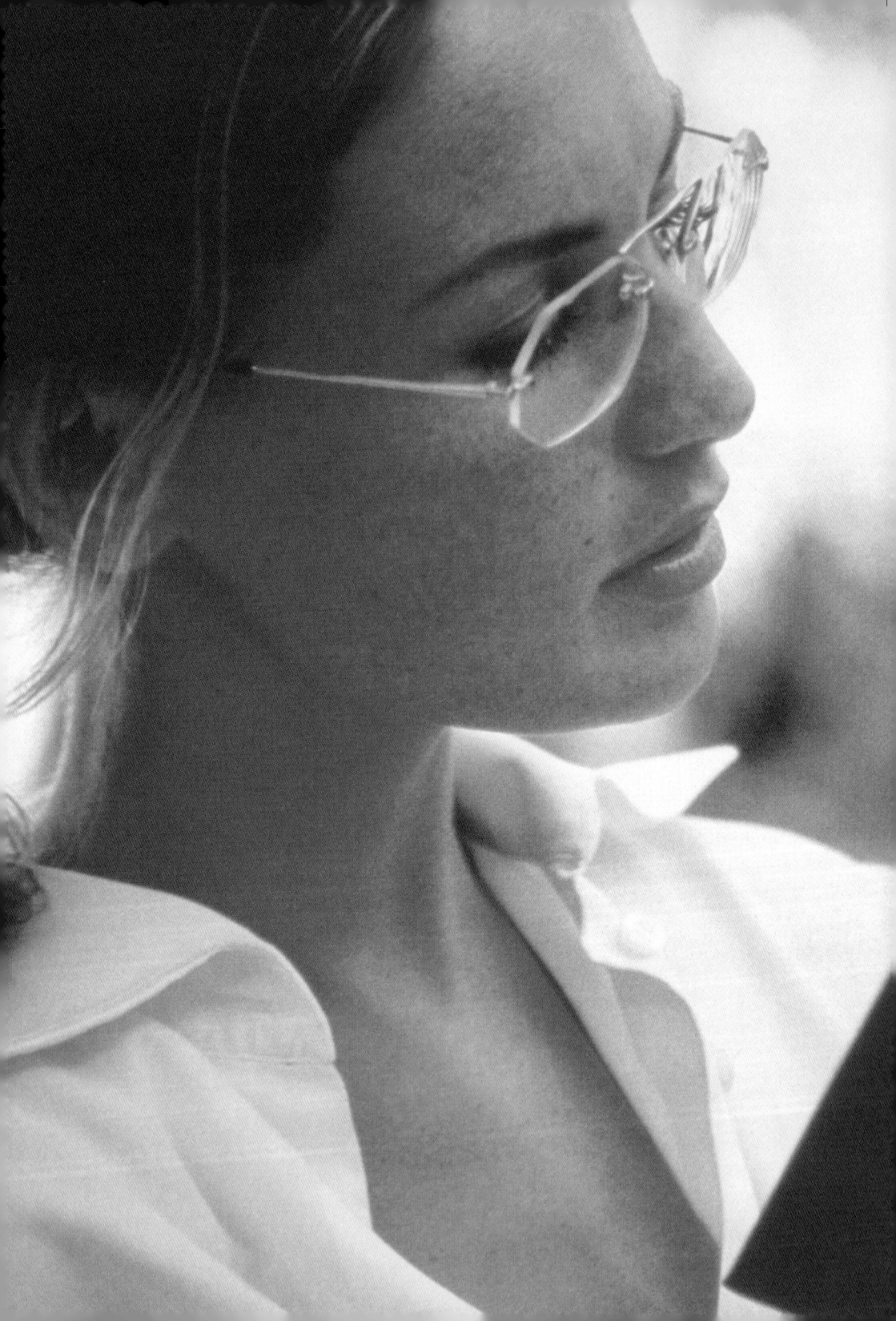

# Was es sonst noch Interessantes zum Thema Verhütung gibt

Pearl-Index

Sicherheit / Kosten

Neue Entwicklungen

Informationsangebote

# Wie sicher ist Ihr Verhütungsmittel – Der Pearl-Index

Das ideale Verhütungsmittel existiert noch nicht, aber frau hat die Wahl zwischen einigen sehr guten Verhütungsmethoden. Gute Verhütungsmethoden sollten keine oder möglichst wenige unerwünschte Wirkungen auf den Körper haben und sie sollten selbstverständlich eine Schwangerschaft zuverlässig verhüten können.

Die Zuverlässigkeit eines Verhütungsmittels wird durch den so genannten Pearl-Index angegeben. Der Statistiker Raimund Pearl berechnete 1932 die Anzahl der Schwangerschaften, die bei 100 Frauen auftreten, die ein Jahr lang eine Verhütungsmethode anwenden. Da jede Frau pro Jahr 12 Zyklen hat, bezieht sich der Pearl-Index auf 1200 Zyklen oder 100 Frauenjahre.

Das hört sich etwas verwirrend an, ist aber eigentlich ganz logisch. Hier ein Beispiel: Wenn 100 Paare ein Jahr lang mit dem Diaphragma verhüten und in dieser Zeit 4 Schwangerschaften eintreten, ergibt sich nach der Formel

$$\text{Pearl-Index} = \frac{\text{Anzahl Schwangerschaften} \times 1200}{\text{Anzahl der Anwendungsmonate}} = \frac{4 \times 1200}{1200} = 4$$

(dies bedeuet eine Versagerquote von 4)

Der Pearl-Index gibt die Versagerquote eines Verhütungsmittels an: je niedriger der Wert, desto sicherer ist es.

Wenn die Sicherheit eines Verhütungsmittels immer nach der gleichen Formel berechnet wird, wie kann es dann zu unterschiedlichen Angaben in der Literatur kommen? Das liegt daran, dass sich der Pearl-Index genau genommen aus zwei Komponenten zusammensetzt. Der eine Faktor ist die Methodensicherheit eines Verhütungsmittels. Sie gibt an, wie sicher die jeweilige Methode ist, wenn sie ganz korrekt angewendet wird. Der zweite Faktor ist die Gebrauchssicherheit. Sie berücksichtigt Unsicherheiten, die durch falsche Anwendung oder Nebenwirkungen und Unverträglichkeiten ins Spiel kommen. Verhü-

148

tungsmethoden wie die Spirale funktionieren, wenn sie einmal korrekt eingesetzt sind, ohne Zutun der Frau. Die Gebrauchsicherheit entspricht hier der Methodensicherheit. Methoden wie das Diaphragma oder das Kondom sind jedoch in hohem Maße von der richtigen Anwendung abhängig. Hier können Methodensicherheit und Gebrauchssicherheit erheblich divergieren. Da außerdem verschiedene Untersucher die Gebrauchssicherheit unterschiedlich bewerten, kommt es für solche Methoden teilweise zu abweichenden Angaben des Pearl-Index.

Die zusammenfassende Darstellung der Wirksamkeit der Verhütungsmethoden kann und soll nur zur Orientierung dienen. Die Wahl des für Sie optimalen Verhütungsmittels orientiert sich nicht nur an einem möglichst niedrigen Pearl-Index, sondern an ganzheitlichen Faktoren wie Ihrem Lebensstil, Ihrer Lebensplanung und Ihrer persönlichen Einstellung zum Thema Verhütung.

● **Pearl-Indizes verschiedener Verhütungsmittel**

| Methode | Pearl-Index | Kurzinfo |
|---|---|---|
| **Hormonelle Methoden** | | |
| • Kombinationspille, Mikropille | 0,1-1 | sehr sicher, Einnahmefehler mindern Sicherheit |
| • Minipille | 3 | erfordert pünktliche Einnahme, Sicherheit bei absolut korrekter Einnahme auch höher |
| • Drei-Monatsspritze | 0,4-2 | sehr sicher, unabhängig von Anwenderin, häufig Nebenwirkungen |
| • Implanon | 0,03 | sehr sicher, unabhängig von Anwenderin |
| • Pille danach | 1-5 | nur im Notfall, je früher nach ungeschütztem Sex eingenommen, desto sicherer |
| **Spiralen** | | |
| • Kupferspirale | 0,5-2,6 | abhängig von korrektem Sitz |
| • Intrauterinsystem (Mirena) | 0,1-0,2 | sehr sicher, unabhängig von Anwenderin |

149

● Fortsetzung: Pearl-Indizes verschiedener Verhütungsmittel

| Methode | Pearl-Index | Kurzinfo |
|---|---|---|
| **Barrieremethoden** | | |
| • Kondome | 1-15 (ca. bei 3) | Sicherheit nimmt mit Anwendungsroutine deutlich zu, Schutz vor Aids |
| • Femidom | ca. 5-10 | Sicherheit nimmt mit Anwendungsroutine deutlich zu, Schutz vor Aids und sexuell übertragbaren Infektionen |
| • Diaphragma/Portiokappe | 4-20 | stark abhängig von Anwenderin, unbedingt mit spermizidem Mittel verwenden |
| • Lea Contraceptivum und FemCap | 2-2,9 ? | sicherer in Verbindung mit spermizidem Mittel |
| • Chemische Mittel | 5-25 | allein sehr unsicher, besser nur in Verbindung mit Diaphragma anwenden |
| **Methoden der Fruchtbarkeitswahrnehmung – natürliche Familienplanung** | | |
| • Temperaturmethode | 1-10 | abhängig von Regelmäßigkeit des Zyklus und Störfaktoren sowie von der Art der Verhütung während der fruchtbaren Tage, erfordert Disziplin |
| • Symptothermale Methode | 0,5-2,6 | wie oben |
| • Schleimstruktur-methode | 15-25 | als alleinige Methode zu unsicher, mit Temperatur-methode kombinieren |
| • Verhütungscomputer | 3,8-10 | nicht besser als „klassische" symptothermale Methode, aber Daten werden z. T. gespeichert |
| • Stillen | ? | Empfängnisschutz im ersten Halbjahr nach der Entbindung, wenn voll gestillt wird |
| • Koitus interruptus | 10-40 | sehr unsicher |
| **Chirurgische Methoden** | | |
| • Sterilisation | ca. 0,1 oder weniger | bei Mann und Frau gleich sicher, beim Mann leichter durchzuführen |

● Sicherheit und Kosten – eine Übersicht zu den unterschiedlichsten Verhütungsmethoden

| Medthode | Pearl-Index | Kosten pro Monat | Kurzinfo |
|---|---|---|---|
| **Hormonelle Verhütungsmethoden** | | | |
| Pille | 0,1-0,7 | 4 bis 11 Euro unter 20 Jahren zahlt Krankenkasse | sehr sicheres Verhütungs-mittel regelmäßige ärztliche Kontrolle wichtig |
| Minipille | um 3 | 5 bis 10 Euro | auch für Frauen, die kein Östrogen vertragen, pünktli-che Einnahme wichtig |
| Depotspritze | 0,4-2 | rund 25 Euro für 3 Monate | wegen Nebenwirkungen nur für Frauen mit abge-schlossener Familien-planung empfohlen |
| Implanon | gegen 0 | rund 300 Euro (bei 3 Jahren Liegezeit 8,33 Euro monatlich) | neben Sterilisation derzeit sicherstes Verhütungsmittel |
| **Spirale** | | | |
| Kupferspirale | 0,5-2,6 | mit Einlegen 125 bis 150 Euro (bei 3 Jahren Liegezeit 3,5 bis 4,2 Euro monatlich) | sicheres Verhütungsmittel |
| Intrauterinsystem (Mirena) | 0,1 | mit Einlegen ca.300 Euro (bei 5 Jahren Liegezeit 6 Euro monatlich) | gibt kontinuierlich Gestagen ab so sicher wie Sterilisation |
| **Barrieremethoden** | | | |
| Kondom | 3-14 | 50 Cent pro Stück Latexfreie Kondome ca. 3,50 pro Stück | Sicherheit abhängig von korrekter Anwendung einziger Schutz vor Aids und anderen sexuell übertrag-baren Erkrankungen |
| Femidom | 3,5-26 im 1.Jahr | ca. 3 Euro pro Stück | Schutz vor Aids, bisher in Deutschland nur in Interna-tionalen Apotheken erhältlich |

● Forts. Sicherheit und Kosten – eine Übersicht zu den unterschiedlichsten Verhütungsmethoden

| Methode | Pearl-Index | Kosten pro Monat | Kurzinfo |
|---|---|---|---|
| Diaphragma | um 4 | 23 bis 30 Euro | muss vom Arzt angepasst werden, nur mit spermizidem Mittel verwenden |
| Portiokappe | 7-20 | 18 bis 25 Euro zuzügl. Spermizide | muss vom Arzt angepasst werden, nur mit spermizidem Mittel verwenden |
| Lea Contrazeptivum und FemCap | um 2 ? | ca. 50 Euro | in Verbindung mit Spermizid |
| Spermizide Mittel | 5-20 | je nach Produkt 7 bis 10 Euro | nur in Kombination mit anderen Barrieremethoden empfehlenswert |
| **Natürliche Familienplanung** | | | |
| Temperaturmethode | 1-10 | einmalige Ausgabe für Thermometer, evt. für Kurvenblätter | sicherer in Kombination mit Schleimstrukturmethode |
| Schleimstrukturmethode | 5-15 | keine | sicherer in Kombination mit Temperaturmethode |
| Symtothermale Methode | bis zu 1 | einmalige Ausgabe für Thermometer, evt. Für Kurvenblätter | hohe Sicherheit wird nur bei korrekter Auswertung erreicht |
| **Chirurgische Methoden** | | | |
| Sterilisation der Frau | 0,1-0,3 | gesetzliche Krankenkassen übernehmen die Kosten | nur nach definitiv abgeschlossener Familienplanung |
| Sterilisation des Mannes | 0,1-0,3 | | leichter durchzuführen als bei der Frau |
| **Nachträgliche Verhütung** | | | |
| Pille danach | 1-3 | 6 bis 10 Euro für eine Anwendung | 48 bis 72 Stunden nach ungeschütztem Verkehr anzuwenden |
| Spirale danach | 1 | wie Spirale | normale Spirale, kann bis zu 5 Tagen nach ungeschütztem Verkehr eingelegt werden |

# Neuentwicklungen in Sachen Verhütung

Was wird die nahe Zukunft in Sachen Verhütung bringen? Frauen wünschen sich sichere Verhütungsmethoden, die den Körper möglichst wenig belasten und unkompliziert in der Anwendung sind. Und Frauen wünschen sich, dass auch Männer mehr Verhütungs-Verantwortung übernehmen können.

Die medizinische Forschung arbeitet mit Hochtouren an der Entwicklung neuer Verhütungsmittel. Die Trends gehen in Richtung Langzeit-Verhütung, denn die meisten Frauen wollen nicht mehr täglich an Verhütung denken müssen.

Hier einige wichtige Neuentwicklungen, die vielleicht schon in den nächsten Jahren auf den deutschen Markt kommen:

## Verhütung für den Mann

Ein spannendes Thema, an dessen Lösung man/frau schon nicht mehr glaubte. Doch jetzt scheint sich eine Methode zu konkretisieren. Eine Spritze mit einer Hormonkombination aus Testosteron und Norethisteron soll die Spermienentwicklung unterdrücken und den Mann vorübergehend unfruchtbar machen, ohne die Sexualfunktionen zu beeinträchtigen. Die Injektion müsste alle 6 Wochen wiederholt werden. Mit der Zulassung rechnet wird in 2 bis 5 Jahren gerechnet.

## Hormonelle Verhütung in der Zukunft

Die Verträglichkeit von hormonellen Verhütungsmitteln wird durch den zunehmenden Ersatz der künstlichen Östrogene durch natürliches Östradiol verbessert. Diese Pillen werden nicht nur sicher verhüten, sondern sogar gegen Wechseljahresbeschwerden wirken und der Osteoporose vorbeugen.

### Die Ein-Monatspille

Wenn Sie mit der Pille verhüten möchten, es aber leid sind, jeden Tag daran denken zu müssen, könnte bald eine Lösung für Sie in Sicht sein. Der Wirkstoff Mifepriston, der bisher bei uns

153

nur als Abtreibungspille bekannt ist, wurde bereits in einigen Ländern als postkoitales Verhütungsmittel zugelassen. Jetzt wurde seine Eignung als Verhütungsmittel, das nur einmal monatlich geschluckt zu werden braucht, in einer Studie überprüft. Die Ergebnisse waren durchaus vielversprechend.

### Transdermale Verhütung

Sie möchten hormonell verhüten, aber überhaupt keine Pille mehr schlucken? Dann warten Sie auf das Hormonpflaster. In den USA gibt es schon ein Pflaster, das auf Gesäß, den Oberarm, Oberkörper oder Bauch geklebt wird und eine Woche lang täglich 150 µg Norgestrel und 20 µg Ethinylestradiol abgibt.

### Magenfreundliche Hormonwirkung

Als Weiterentwicklung der Hormonspirale könnte man den Vaginalring ansehen, der unter dem Namen Nuvaring bald auf den Markt kommen soll. Im Gegensatz zur Spirale kann der Vaginalring von der Frau selbst in die Scheide eingeführt werden und gibt dort 3 Wochen lang eine Gestagen/Östrogen-Kombination ab, die den Eisprung verhindert.

## Safer Sex aus der Tube

Nicht nur eine sichere Empfängnisverhütung ist heutzutage wichtig, sondern auch Schutz vor sexuell übertragbaren Krankheiten wie Aids. Einzige Möglichkeit bis jetzt ist das Kondom und das Frauenkondom. Wer beides nicht mag, hat vielleicht bald eine Alternative: Die amerikanische Firma Biosyn testet derzeit ein Gel, das vor dem Geschlechtsverkehr in die Scheide eingebracht wird, diese durch die Körperwärme wie ein unsichtbares Kondom auskleidet, und so vor Schwangerschaft und Infektionen schützt.

Man darf also gespannt sein, welche Neuentwicklungen sich in der Praxis bewähren werden und ob sie uns dem Ziel des „idealen Empfängnisverhütungsmittels" ein Stück näher bringen.

154

# Informationsangebote über Familienplanung

Das Angebot von Infoseiten zum Thema Familie und Familienplanung im Internet ist riesig. Einige sehr übersichtlich und informativ gestaltete Seiten werden von Pharmafirmen angeboten. Die Firmen stellen zwar ihre eigenen Produkte in den Vordergrund, doch man kann sich darauf verlassen, dass keine medizinisch falschen Tatsachen kolportiert werden.

Da das Medium Internet so schnelllebig ist, sind Websites von heute morgen häufig schon nicht mehr up-to-date. Wir möchten Ihnen daher hier nur einige deutschsprachige Seiten vorstellen, die uns bei der Recherche zu diesem Buch positiv aufgefallen sind.

## Allgemeine Informationen zum Thema Verhütung

http://meta.rrzn.uni-hannover.de
 Meta-Suchmaschine der Universität Hannover

http://www.profamilia-online.de
Sachliche und informative Übersicht aller Verhütungsmethoden von PRO FAMILIA. Hier können Sie Kurvenblätter für die Temperaturmethode kostenlos downloaden.

http://www.frauenkliniken.de
Allgemeine Informationen über alle gynäkologischen Themen

http://www.bzga.de/
Bundeszentrale für gesundheitliche Aufklärung

http://www.sexologie.org/
Deutsche Gesellschaft für sozialwissenschaftliche Sexualforschung e.V.

http://www.medicine-worldwide.de/index.html
Umfassende Informationen zu allen Aspekten der Verhütung

http://www.mediservice.ch/
Großes Gesundheitsportal der Schweiz

http://www2.awo.org/dienste/schwanger/Inhalt.html
Schwangerschaftsberatung der Arbeiterwohlfahrt, mit guten
Infos rund um Verhütungsthemen

## Spezielle Verhütungsthemen

http://www.uni-duesseldorf.de/NFP/
Forschungsprojekt NFP der Uni Düsseldorf

http://www.natuerliche-familienplanung.de/
Malteser Arbeitsgruppe NFP

http://www.kath-kirche.at/ief/iefpage.html
NFP in Österreich, Institut für Ehe und Familie in Wien

www.sys.org./profam
Kostenlose Demoversion eines Computer-Programms zur Zyk-
lusauswertung der Arbeitsgruppe NFP

http://www.iner.org/
Institut für Natürliche Empfängnisregelung in der Schweiz

http://www.mirena.de/
Aufwändige Website der Pharmafirma Schering über alle Verhütungsmethoden

http://www.pille.com/techno/sag/d_index1.html
Pille & Co., der Verhütungsmittelguide der Firma Schering

http://www.implanon.de/
Info der Pharmafirma Nourypharm zum Hormon-Implantat

http://www.pille.de/durchblick/piepser.htm
Hier gibt's den Pille-Piepser Lovely Card von Organon

http://www.grunenthal.com
Die Pharmafirma Gruenenthal bietet einen Bestellservice für
Broschüren rund ums Thema Verhütung

## Online-shops

Alle Verhütungsmittel, die nicht der Rezeptpflicht unterliegen, können Sie auch per Versand bestellen. Oft bieten die Internetanbieter sogar günstigere Preise (z. B. für Großpackungen) als die Apotheke um die Ecke. Als Beispiel für die zahlreichen Anbieter nennen wir Ihnen:

http://www.ovula.de
Ovula Spezialversand für Frauen. Der Versand bietet sogar noch das gute alte Quecksilberschnellthermometer mit gespreizter Skala für die Temperaturmessung an.

http://www.kessel-marketing.com
Der Spezialversand bietet Kondome in Sondergrößen, verschiedene Modelle von Diaphragmen und Portiokappen.

http://www.femidom-shop.de
Das Frauenkondom ist in Deutschland noch nicht überall zu bekommen. Sie können es einfach und günstig bei dem Spezialshop für Femidome bestellen.

## Adressen

PRO FAMILIA - Bundesverband
Stresemannalle 3
D-60596 Frankfurt/Main
Tel.: 069-639002
FAX: 069-639852

Malteser Werke GmbH
Arbeitsgruppe NFP
Kalker Hauptstraße 22-24
D-51103 Köln
Tel.: 0221-9822591
FAX: 0221-9822589

# Sachregister